名医图说健康系列·肛肠篇

总主编◎李春雨

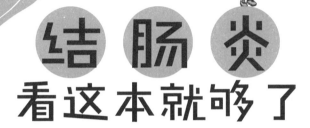

结肠炎

看这本就够了

主编◎李春雨　聂　敏　孙丽娜

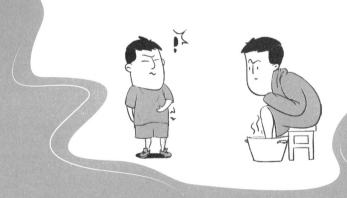

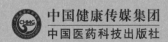

中国健康传媒集团

中国医药科技出版社

内 容 提 要

　　本书是一本集专业、科学、实用于一体的科普读物。作者结合多年临床经验，以通俗易懂的语言、生动趣味的漫画图解，分别从看清结肠炎那些事、来龙去脉搞清楚、明明白白做检查、快速诊断不耽误、贴心医生来支招和日常调养很重要六个方面讲解结肠炎，从而揭示结肠炎的奥秘，达到"未病早防，已病早治"的目的，让广大读者一看就懂、一学就会、一用就灵。本书适合结肠炎患者及家属，以及关心自己和家人健康的人群阅读，希望本书能够成为肛肠患者的好帮手。

图书在版编目（CIP）数据

　　结肠炎看这本就够了 / 李春雨，聂敏，孙丽娜主编. — 北京：中国医药科技出版社，2023.9

　　（名医图说健康系列. 肛肠篇）

　　ISBN 978-7-5214-4045-4

　　Ⅰ. ①结… Ⅱ. ①李… ②聂… ③孙… Ⅲ. ①结肠炎—防治—图解

　　Ⅳ. ① R574.62-64

　　中国国家版本馆 CIP 数据核字（2023）第 133906 号

美术编辑　　陈君杞
版式设计　　也　在

出版　**中国健康传媒集团**｜**中国医药科技出版社**

地址　北京市海淀区文慧园北路甲 22 号

邮编　100082

电话　发行：010-62227427　邮购：010-62236938

网址　www.cmstp.com

规格　710 × 1000 mm $\frac{1}{16}$

印张　12 $\frac{1}{4}$

字数　158 千字

版次　2023 年 9 月第 1 版

印次　2023 年 9 月第 1 次印刷

印刷　三河市万龙印装有限公司

经销　全国各地新华书店

书号　ISBN 978-7-5214-4045-4

定价　**48.00 元**

获取新书信息、投稿、为图书纠错，请扫码联系我们。

丛书专家指导委员会

（按姓氏笔画排序）

万　峰（成都中医药大学）

马　辉（广西医科大学第一附属医院）

王永兵（上海市浦东新区人民医院）

王志民（山东省第二人民医院）

王贵英（河北医科大学第二医院）

王振宜（上海中医药大学附属岳阳中西医结合医院）

吕警军（华润武钢总医院）

朱铄同（中国医科大学附属第四医院）

孙　锋（广州中医药大学第一附属医院）

孙平良（广西中医药大学第一附属医院）

孙丽娜（辽宁中医药大学附属医院）

孙松朋（北京中医药大学东直门医院）

孙学军（西安交通大学第一附属医院）

李玉玮（天津市人民医院）

李汉文（沈阳医学院附属二四二医院）

李春雨（中国医科大学附属第四医院）

李增军（山东省肿瘤医院）

杨增强（解放军联勤保障部队第 940 医院）

吴崑岚（南京中医药大学附属南京中医院）

汪庆明（上海中医药大学附属曙光医院）

张　宏（中国医科大学附属盛京医院）

张　森（广西医科大学第一附属医院）

张　睿（辽宁省肿瘤医院）

张春霞（沈阳市肛肠医院）

张敬东（辽宁省肿瘤医院）

陈　超（武汉市第八医院）

陈继贵（武汉市第八医院）

林连捷（中国医科大学附属盛京医院）

林树森（中国医科大学附属第四医院）

郑建勇（空军军医大学西京医院）

赵　任（上海交通大学附属瑞金医院）

俞　林（天津市人民医院）

俞立民（武汉市第八医院）

姜可伟（北京大学人民医院）

袁　鹏（中国医科大学附属第四医院）

袁和学（沈阳市肛肠医院）

聂　敏（辽宁中医药大学附属第三医院）

贾小强（中国中医科学院西苑医院）

钱　群（武汉大学中南医院）

桑海泉（中国医科大学附属第四医院）

黄忠诚（湖南省人民医院）

龚文敬（浙江省人民医院）

章　阳（南京中医药大学附属南京中医院）

路　瑶（中国医科大学附属第四医院）

谭妍妍（南京中医药大学附属南京中医院）

戴　聪（中国医科大学附属第一医院）

本书编委会

主　编　李春雨　聂　敏　孙丽娜
副主编　林连捷　俞立民　吕警军
编　者（按姓氏笔画排序）

王金海（浙江大学医学院附属第一医院）

冯　岩（辽宁中医药大学附属第三医院）

冯秀琴（中国医科大学附属第四医院）

吕警军（华润武钢总医院）

朱铄同（中国医科大学附属第四医院）

刘　丽（辽宁中医药大学附属第三医院）

刘连成（北京市肛肠医院）

孙平良（广西中医药大学第一附属医院）

孙丽娜（辽宁中医药大学附属医院）

李汉文（沈阳医学院附属二四二医院）

李春雨（中国医科大学附属第四医院）

李森茂（中山大学附属孙逸仙纪念医院）

杨增强（解放军联勤保障部队第 940 医院）

张　义（武汉市第八医院）

张　桢（重庆市中医院）

张春霞（沈阳市肛肠医院）

陈　燕（武汉市第八医院）

林连捷（中国医科大学附属盛京医院）

岳　滨（沈阳市肛肠医院）

周芳玲（武汉市第八医院）

赵　娜（辽宁中医药大学附属第三医院）

俞　凡（武汉市第八医院）

俞立民（武汉市第八医院）

洪子夫（中国中医科学院广安门医院）

袁和学（沈阳市肛肠医院）

聂　敏（辽宁中医药大学附属第三医院）

郭　盼（中国医科大学附属第四医院）

郭明浩（中国中医科学院广安门医院）

涂林毅（武汉市第八医院）

涂圣兵（武汉市第八医院）

黄成龙（武汉市第八医院）

梁　燕（辽宁中医药大学附属第三医院）

谭妍妍（南京中医药大学附属南京中医院）

戴　聪（中国医科大学附属第一医院）

前　言

随着医学模式的改变，医生不仅要做好救治疾病的本职工作，更重要的是承担起健康教育的社会责任。每当我看到铺天盖地的所谓"祖传秘方""随治随走"小广告时，便莫名地感到心痛。作为一名医生，最开心的事情莫过于患者抢救成功，痊愈出院；作为一名编者，最开心的事情莫过于看到出版的书籍读者爱不释手。好医生不只是一把手术刀、一捧小药片，更应该主动在科学知识普及方面为公众做实事，用真正的科普知识取代那些虚假宣传。通过普及疾病防治常识，帮助公众了解更多的健康科普知识，从根本上解除肛肠患者的后顾之忧。因此，受中国医药科技出版社之委托，由李春雨教授领衔主编，特组织中国医师协会肛肠医师分会科普专业委员会委员、中国医师协会医学科普分会肛肠专业委员会委员及国内从事结直肠肛门外科领域造诣颇深的专家们共同编写了《名医图说健康系列·肛肠篇》。

本丛书是作者根据多年的临床经验，并参阅大量科普文献的集体智慧结晶而编成的，包括《痔疮看这本就够了》《便秘看这本就够了》《结肠炎看这本就够了》《大肠癌看这本就够了》4个分册。

本丛书从科普角度出发，结合作者多年的临床经验，以通俗易懂的语言、生动趣味的漫画图解，向读者讲清楚痔疮、便秘、结肠炎及大肠癌等方面的来龙去脉、防治知识及日常调养，为读者解答肛肠疾病相关的健康困惑。全书兼顾科学性、专业性、知识性、趣味性，以达到"未病早防，已病早治"的目的，使广大读者一看就懂、一学就会、一用就灵。丛书适合肛肠病患者及其家属，以及关心自己和家人健康的人群阅读，希望本丛书能够成为肛肠患者的好帮手。

感谢中国医科大学校长王振宁教授，中华医学会科学普及分会前任主任委员、首都医科大学附属朝阳医院副院长郭树彬教授，中国医师协会肛肠医师分会会长、全军肛肠外科研究所所长高春芳教授，中国医师协会医学科普分会会长、中国医学科学院肿瘤医院胰胃外科病区主任田艳涛教授，以及中国医师协会肛肠医师分会候任会长、中国人民解放军火箭军特色医学中心肛肠外科主任赵克教授的关心与支持。感谢所有编委在繁忙的医疗工作之余编撰书稿及中国医药科技出版社的鼎力相助。同时，书中参考了一些其他著者的文献、医案及医方，在此深表谢意！

由于水平所限，书中难免存在不足之处，敬请读者不吝指正。

2023 年 4 月

目录

开 篇

第一章

看清结肠炎那些事

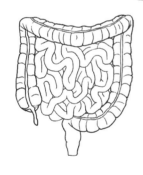

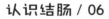

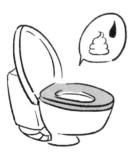

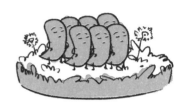

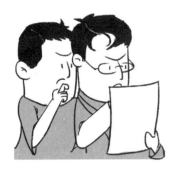

第二章

来龙去脉搞清楚

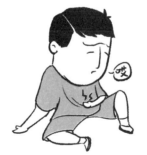

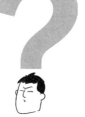

第三章

明明白白做检查

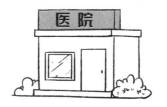

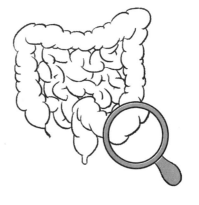

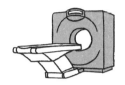

第四章

快速诊断不耽误

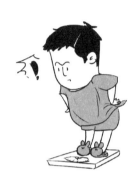

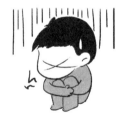

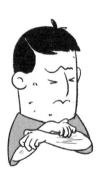

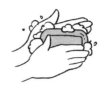

第五章
贴心医生来支招

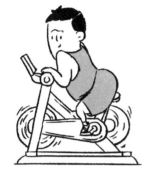
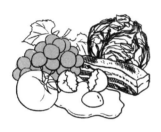
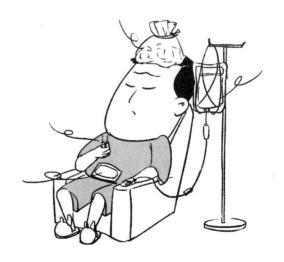

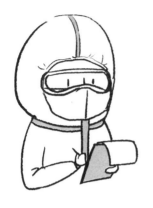

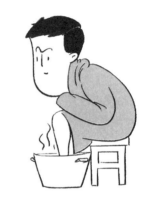

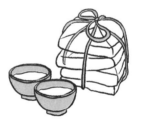

第六章

日常调养很重要

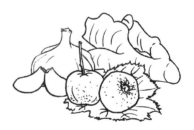

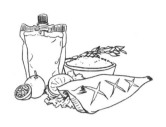

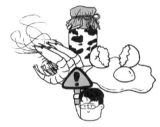

结肠炎的预防和调护 / 163

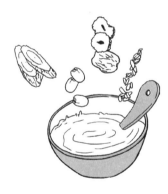

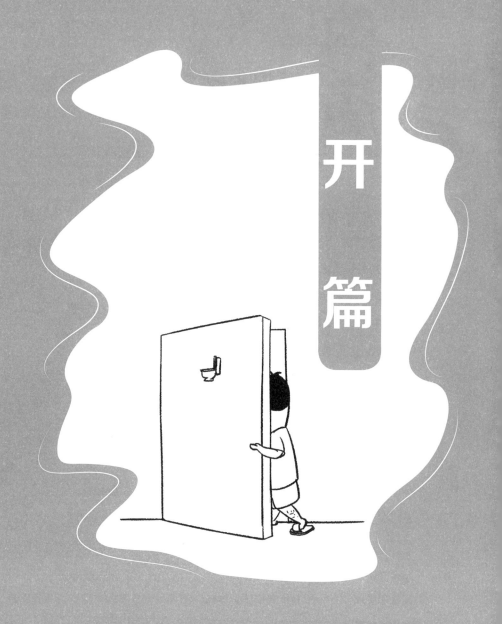

开篇

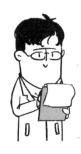

结肠炎自测表

结肠炎属于中医的"久泄""肠澼""久痢""肠风""脏毒"等范畴。其病因主要由感受外邪、内伤饮食或情志不遂，导致大肠传导失司所致。本病病位在大肠，涉及脾、肺、肝、肾等脏。其典型症状为腹泻、腹痛、黏液血便和（或）便秘交替间作，部分患者早期有腹泻症状，需要配合专业的诊断技术进行诊断。需要注意的是，在分清结肠炎的类型前，患者切勿自行盲目用药，以免加重或延误病情。

不要盲目用药

由于结肠炎的病因较多，所以一般应先根据病史和临床表现初步判断，再通过实验室检查进一步确认。

病名	典型症状	检查确诊
急性肠炎	腹泻、呕吐、发热	血常规、便常规
阿米巴肠病	果酱样粪便伴腥臭味	便常规、肠镜，病理发现滋养体和包囊
慢性细菌性痢疾	黏液血便、水样便	便培养找病原菌
真菌性肠炎	水样便	大便涂片或真菌培养
寄生虫性肠炎	腹泻伴腹痛，特殊体位	肠镜病原体及虫卵、大便涂片
肠结核	黏液血便、右下腹痛，伴呕吐等全身表现	血常规、便常规、肠镜、活检病理

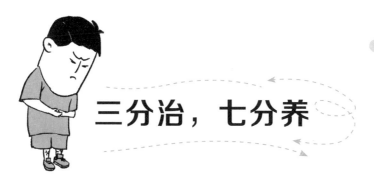

三分治，七分养

在疾病康复过程中，医生的各种治疗所起的作用是有限的，而身体的恢复更多地是依赖于自我调节，也就是修复自愈力的过程。

其实，人体在无时无刻地进行着各种纠错、调整，针对各种身体面临的不适状态和异常信号，会马上预警或自救，腹泻也是一种自救、自我调整的信号。德国《生机》杂志 2006 年刊登的文章指出，研究人员发现只要注意调养和改善生活习惯，60%~70% 的疾病都能够自愈。从某种程度上来说，医生治病只是激发扶持身体的自愈力，在这过程中会有一些信号，提示机体正在进行有益的调节，而药物只是外力短暂介入帮助身体恢复平衡的手段，更重要的是通过长期健康的生活习惯来提高身体的自我修复能力，也就是我们常说的"正气存内，邪不可干；邪之所凑，其气必虚"。那么，健康的生活习惯有哪些呢？

（1）休息：劳累后，休息是恢复体能最有效的方法。"养"就是休养生息，即充足的休息和有规律的生活。

（2）运动：有助于调理很多疾病，特别是慢性病，但注意要选择

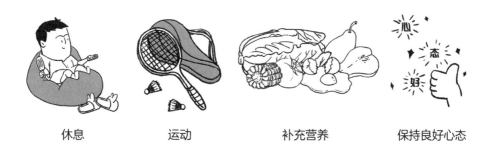

| 休息 | 运动 | 补充营养 | 保持良好心态 |

适合自己的运动方法。

（3）营养：在中医里称为"水谷精微"，意思就是食物消化后能被人体吸收、对人体有益的精华部分。中医学认为，"药补不如食补"，因此，饮食、营养对处于恢复中的人体尤其重要。

（4）心态：人是身心统一的动物，身体是心灵的载体，心灵是身体的指挥。人们常说的"很多消化系统疾病属于肝胃不和、肝郁脾虚"，其实说的就是情绪、心态。

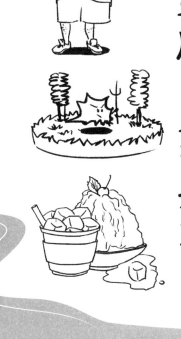

第一章

看清结肠炎那些事

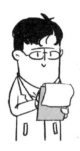

认识结肠

结肠在哪里

我们知道，肠道是人体的"食品加工厂"和"废物处理厂"，一旦肠道出现问题，就会引发多种疾病，直接影响身体健康。肠道疾病十分常见，它不仅可以原发于肠道，也可以继发于其他系统疾病。研究证实，成人胃肠道疾病约占各系统疾病的10%。肠道这个"工厂"一旦出现问题，就会导致多种疾病，如肠炎、肠息肉、肠癌，以及乳腺癌、糖尿病等其他系统疾病。肠道疾病危害大，涉及人群广泛，是现代疾病中的"凶恶杀手"之一。

我们的消化道分为消化腺和消化道两部分，其中消化道从口腔开始到肛门结束可大概分为口腔、咽、食管、胃、小肠、大肠六部分（这里的大肠是结肠和直肠的统称）。

大肠是人体消化系统的重要组成部分，成人的大肠全长约1.5m，包括盲肠、升结肠、横结肠、降结肠、乙状结肠和直肠六部分，其中升结肠、横结肠、降结肠、乙状结肠统称为结肠。大肠全程形似方框，围绕在空肠、回肠的周围。

通俗的说，大肠起始于右下腹的盲肠，沿右侧腹部向上走行至右上腹肝脏的下缘，这一段称为升结肠；再自右上腹肝脏下缘横向向左走行至左上腹脾脏下缘，这一段称为横结肠；再于左上腹脾脏下缘向下走行至左下腹，这一段称为降结肠；再于左下腹向盆腔走行连接于直肠，这一段称为乙状结肠；直肠为大肠的末端，长 15~16cm，位于骨盆内，走形于骶骨和尾骨前方。直肠下端延续为肛门，男性直肠位于尿道前列腺后方，女性直肠位于阴道与子宫后方。

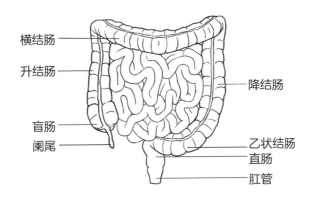

结肠具有什么生理功能

　　结肠的生理功能不能单独来看，而要结合整个消化道的功能统一认识。人体在整个生命活动中，需要从外界摄取营养作为生命活动能量的来源，以满足日常生长所需。整个消化系统，各器官相互协调合作，但每一部分都有其自己特有的功能。

　　人体正常的消化主要在胃和小肠内进行，多依赖于各种酶的消化作用。一般来说，结肠和直肠不产生酶，无消化作用，但结肠有细胞消化作用。结肠内有很多细菌，如大肠埃希菌（约占70%）、厌氧杆菌（约占20%），以及链球菌、变形杆菌、葡萄球菌、乳酸杆菌、芽孢和酵母菌等，还有少量原生生物和螺旋体。

　　结肠和直肠都有一定的吸收功能，尤以右半结肠更为显著。它们主要吸收水和钠，以及少量钾、氯、尿素、葡萄糖和氨基酸等。结肠每日吸收约 460mmol 钠和 350~2000ml 水。虽然 24 小时内从小肠到大肠的食糜为 500~1000ml，但经过大肠的吸收作用，从肛门排出的大便约 150g。

若肠功能发生障碍，则会影响吸收，甚至发生腹泻、便秘和腹胀等；若吸收过量，则可导致水中毒、血氯过高和酸中毒等。如果小肠向下送物的转移速度过快或不规则，则会影响结肠的吸收功能。另外，腹泻时肠蠕动增强，可使吸收减少，严重腹泻者可丢失大量维生素、水和电解质；肠炎和感染也可引起吸收不良等情况发生。

结肠和直肠也都有分泌功能，因为其黏膜内有杯状细胞，肛门部又有肛腺，均分泌碱性黏液，可以保护结肠、直肠和肛管黏膜，从而润滑大便、帮助排便。任何炎性、化学性和机械性刺激，都可使黏液分泌增加。副交感性刺激可加强结肠的运动，增加通过黏膜的血流量，进而使分泌增加；刺激交感神经可减少结肠运动，引起血管收缩，从而降低正在进行着的分泌速度。此外，肠内细菌对产生生理需要的物质有重要作用。如食物内缺乏维生素时，双歧杆菌、乳酸杆菌等在肠内可合成维生素；反之若食物内维生素充足时，则合成减少。

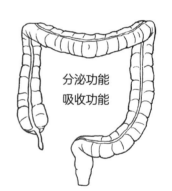

分泌功能
吸收功能

为什么说肠道是人体的"第二大脑"

肠道是我们身体中"不受大脑控制"的脏器，也就是说，肠道内的神经系统与大脑神经系统一样，能够独立传递、感知和接收信息，并做出相应的反应，使人体产生各种感觉和感受。肠道系统健康和大脑系统健康同样重要，两套系统互相配合、相互影响，一荣俱荣、一损俱损，当其中一个出现异常时，另一个就会有相应的反应。

　　肠道的独立控制主要体现在即使是在脑死亡的情况下，肠道仍然可以正常运作。肠道不同于心、肺，当大脑的功能完全停止后，人的心肺功能也会停止，但肠道即使是在脑死亡状态下，只要呼吸和血液循环保持，哪怕没有大脑的指令，依然可以进行营养成分的吸收，也可以排泄粪便。由于肠道具备这种神奇的"独立性"，所以人们将肠道称为人体的"第二大脑"。

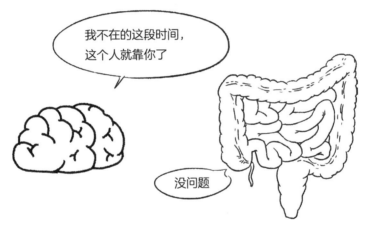

　　美国哥伦比亚大学的研究成果表明，在人体胃肠道组织的皱褶中有一个组织机构，称为神经细胞综合体，其实就是肠道内的神经系统。该综合体能独立于大脑进行感知、接收信号，并做出反应，使人产生愉快和不适感觉，甚至还能像大脑一样参与学习等智力活动，故又被称为腹脑、肠脑。

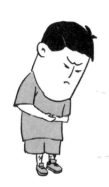

结肠与排便

正常粪便是什么样的？
粪便中主要含有哪些物质

人体正常排出的粪便呈圆柱形，长 10~20cm，直径 2~4cm，重量 100~200g。通常多吃含蛋白质食物的人，排出的粪便呈棕黄色或黄色，有臭味，质硬成块；进食较多含碳水化合物食物的人，排出的粪便呈棕绿色，有恶臭味，质软、半液体状，为酸性。粪便的颜色可因食用某些食物或服用某些药物而不同。一般正常的粪便稍带有棕色，这是由于粪内有粪胆色素和尿胆素。正常粪便多为碱性，其碱度的高低与在结肠存留时间的长短成正比。

粪便含有食物中不消化的纤维素、结缔组织、消化道上部的分泌物，如黏液、胆色素、黏蛋白、消化液、消化道黏膜脱落的残片、上皮细胞及肠内细菌等。如果不进食蔬菜和粗糙谷类食物，则粪便的组成基本一致，即 65% 的水分和 35% 的固体。其中固体部分含细菌最多，可达总量的一半，大部分细菌在粪便排出时已经死亡；另有 2%~3% 是含氮物质，10%~20% 是盐，如钙、铁、镁盐；脂肪占

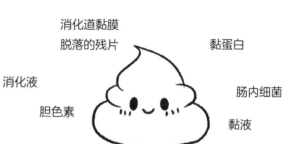

消化道黏膜脱落的残片　黏蛋白　消化液　肠内细菌　胆色素　黏液

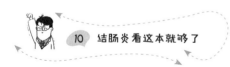

10%~20%，一般分为两种，即分解的脂肪（由食物未被吸收的脂肪而来）和中性脂肪（由细菌和上皮残片而来）；另外，还有胆固醇、嘌呤基和少量维生素。

每天排便多少次才正常

排便次数因人而异，并非只有每天一次排便才是正常的。有的人每天排便一次，有的人每次饭后排便一次，也有的人每周只排便一次，但不感到排便困难，且排便后都有舒适和愉快的感觉，这些都算正常排便。因此，不能只按照排便的次数来确定便秘、腹泻或排便的规律改变，应按每个人的排便习惯来确定。

一般来说，一天内排便 1~2 次是比较正常的，但由于每个人的饮食和作息习惯不同，所以排便次数也可能会受到这些因素的影响。如有的人一天排便 2~3 次，只要没有出现异常症状，也属于正常情况。如果经常吃能够促进消化的食物，或突然进入陌生环境中，都可能会增加排便次数。因此，如果大便一直都正常，并且排出过程很顺畅，一周内有 3 次或以上大便，那么就是肠道健康的表现。但是如果一天

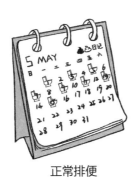

正常排便

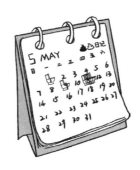

异常排便

中排便次数较多，超过 3 次，或好几天才排便一次，则说明肠道可能出现了问题，需要加以注意了。

对于结肠炎患者来说，每天 3 次以下的排便，大便基本成形，没有明显的黏液和便血，对生活质量没有明显影响，就是可以接受的。

什么是大便的布里斯托分型

布里斯托大便分类法（Bristol Stool Scale）是一种医学上将大便分为 7 类的分类方法。因为大便的形状和其待在大肠内的时间有关，所以可以用它来判断食物经过大便所需的大概时间。

布里斯托大便分类法是由英国布里斯托大学的希顿和路易斯在 1997 年发表在《北欧胃肠病学杂志》上的分类方法，目前在国际上较为通用，具体分类如下。

第 1 型：粪便呈一颗颗硬球，很难通过。

第 2 型：麻花状，但表面凸凹。

第 3 型：香肠状，但表面有裂痕。

第 4 型：像香肠或蛇一样，且表面很光滑（香蕉状大便）。

第 5 型：断边光滑的柔软块状，容易通过。

第 6 型：粗边蓬松块、糊状大便。

第 7 型：水样便，无固体块，完全是液体。

其中第 3 型和第 4 型是较为理想的便形，尤其是第 4 型，最容易排便；而第 1 型和第 2 型则表示可能存在便秘，第 5~7 型存在腹泻（新生儿正常是第 6 型）。

布里斯托大便分类法

坚果状大便 硬邦邦的小块状，像兔子的便便

干硬状大便 质地较硬，多个小块黏在一起，呈香肠状

有褶皱的大便 表面布满裂痕，呈香肠状

香蕉状大便 质地较软，表面光滑，呈香肠状

软便 质地柔软的半固体，小块的边缘呈不平滑状

略有形状的大便 无固定外形的粥状

水状大便 水状，完全是不含固态物的液体

↑ 便秘

正常

↓ 腹泻

大便颜色异常是怎么回事

鲜红色大便

血色鲜红，不与粪便混合，仅黏附于粪便表面，于排便后有鲜血滴出或喷出者，提示为肛门或肛管疾病，如痔疮、肛裂、肠息肉和直肠肿瘤等引起的出血。鲜血滴落于粪便之上，伴有剧痛或为肛裂鲜血浮于粪便表面无明显疼痛者，往往是痔疮。若排出大量鲜血，则说明出血量较大，应尽快就医。

◆ 暗红色大便 ◆

暗红色大便又称为果酱色大便，常见于阿米巴肠病、结肠息肉或结肠肿瘤。同时，某些特殊疾病如血小板减少性紫癜、再生障碍性贫血、白血病、流行性出血热等，由于凝血机制障碍亦可导致便血，这种便血一般呈暗红色，并且常伴有皮肤或其他器官的出血现象。另外，正常人进食过量的咖啡、巧克力、可可、樱桃等，也可出现暗红色大便，应注意分辨。

◆ 黑色大便 ◆

黑色大便又称柏油样便，颜色黑如马路上的柏油，是常见的一种消化道出血的大便表现，可见于十二指肠溃疡、胃溃疡、胃窦炎、胃黏膜脱垂、肝硬化时食管胃底静脉曲张破裂出血等疾病。然而，若食用过多的肉类、动物血和肝脏、菠菜、铁剂、铋剂、活性炭，则粪便也可呈现黑色，应加以区别。

◆ 灰白色大便 ◆

灰白色便又称白陶土样便，主要见于阻塞性黄疸，由于其胆汁排泄受阻，导致胆道出现梗阻现象，所以可提示患有胆道肿瘤、胆结石或胰腺癌等疾病。此外，进食牛奶过多或进食糖过少时，由于产生的脂肪酸会与食物中的矿物质钙和镁相结合，形成脂肪皂，所以粪便也可呈灰白色并伴有臭味。

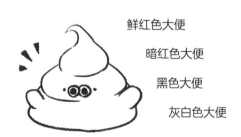

鲜红色大便

暗红色大便

黑色大便

灰白色大便

大便性状异常是怎么回事

① **黏液便**　正常粪便中肉眼是看不到黏液的。若能看出黏液混于粪便之中，则多见于肠壁受刺激或各类肠炎、痢疾、急性血吸虫病、肠套叠等。

② **脓血样便**　多见于下消化道疾病，如溃疡性结肠炎、直肠癌、细菌性痢疾、局限性肠炎，其脓液或血液的多少取决于炎症的轻重程度和类型。细菌性痢疾以黏液及脓液为主，阿米巴肠病以血液为主，呈暗红色果酱样。

③ **水样便**　多见于食物中毒、婴幼儿腹泻、急性肠炎、急性肠道传染病，因肠蠕动或分泌亢进所致。

④ **糊状便**　多见于急性胃肠炎，由于肠蠕动增强或分泌量增多所致，亦可见于其他肠炎。如粪便中有膜状物存在，则要考虑假膜性肠炎。

⑤ **米汤样便**　呈白色淘米水样，量较大，多见于霍乱或副霍乱，有很强的传染性，应及时隔离和治疗。

⑥ **胨状便**　过敏性结肠炎常于腹部绞痛之后排出黏胨状、膜状或纽带状物。慢性细胞性痢疾亦可见胨状便。如在坚硬的粪便表面附有少量黏胨，则是痉挛性便秘的特点。

⑦ **球形硬便**　多见于习惯性便秘患者或排便无力的老年人。

⑧ **蛋花汤样便**　病毒性肠炎和致病性大肠埃希菌肠炎的患者，常出现蛋花汤样便。

⑨ **洗肉水样便**　多伴有特殊的腥臭味，见于急性出血性坏死性肠炎。

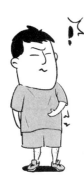

肠道菌群失调

肠道中有很多细菌，需要"杀菌"吗

　　人的肠道里有数量惊人、种类繁多的微生物，它们循环运行，参与食物分解、机体免疫，并分泌一些营养物质，参与身体的调节。微生物活跃于不同形式所形成的肠道微生态体系，通过对食物的消化、吸收以及合成部分营养素等环节，调节人体的新陈代谢。肠道里的细菌和人体有着密不可分的互利共生关系，而肠道菌群的组成，直接影响着每个人的健康。

　　人体肠道内寄生着约 10 万亿个细菌，但并非所有的细菌都是有害的，肠道内的细菌可分为"好菌""坏菌"和"中间派"。

　　"好菌"，又称"益生菌"。它主要由各种双歧杆菌、乳酸杆菌等构成，数量最多，对人体有益无害，是人体健康不可缺少的重要细菌。

　　"坏菌"，即"致病菌"，以威尔斯菌为代表，另外还有葡萄球菌、变形杆菌、铜绿假单胞菌、韦荣球菌等。这些有害菌会产生对人体有害的物质，增加肝脏负担，降低全身免疫力。如果这种"坏菌"在肠内剧增，可使肠内环境迅速恶化，导致消化功能衰退等，继而诱发各种疾病。

　　还有一类细菌为中间类型，称为"中间派"，它们的作用并不是一成不变的，常常根据环境的改变而改变。如大肠埃希菌、肠球菌等，在正常情况下，它们益多害少，同有益菌一样对肠道具有保护作用，但在一定条件下可能会转化成有害菌。

益生菌　　　　　　　　　中间派　　　　　　　　　致病菌

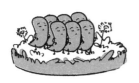　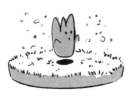　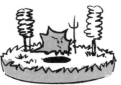

数量最多，对人体有益无害　　正常情况下益多害少，可保护肠道，但在一定条件下可能转化成有害菌　　产生有害物质，增加肝脏负担，降低全身免疫力

肠道内菌群之间相互依存、相互制约，处于相对平衡状态，构成了体内庞大的微生态环境，作为保护人体健康的"卫士"，帮助人体抵御疾病的侵袭。

什么是肠道"益生菌"？肠道内主要的"益生菌"有哪些

　　益生菌，顾名思义是有益于人体健康的菌群。它是能够维持人类肠道菌群平衡及对人体具有潜在健康促进作用的活微生物。益生菌有助于肠道内营养的消化，当益生菌进入肠道时，一方面可以促进肠道内菌群的平衡，另一方面能抑制"坏菌"的增长。

　　人体内"益生菌家族"的主要成员包括乳酸菌、双歧杆菌、酪酸梭菌、嗜酸乳杆菌、放线菌、酵母菌等。其中，乳酸菌和双歧杆菌是肠道内不可缺少的有益菌。乳酸菌能使糖类发酵产生乳酸，生活中绝大多数酸奶中都含有它。大多数乳酸菌无毒且对人无害，承担着人体重要的生理功能。如果肠道中乳酸杆菌的数量减少或消失，就会出现菌群失调，从而导致一些疾病的发生；如果肠道中乳酸杆菌的数量增加，则体内菌群得到平衡，从而促进身体健康。双歧杆菌是肠道内最有益的菌群。它可以改善肠道内的菌群平衡，减少腐败菌数量，刺激肠道蠕动，缓解便秘，让肠道免疫力重获新生。同时，双歧杆菌对油炸、烟熏等食物产生的有害物质有很高的吸附性，可以保护肠道不被这些有毒物质侵害，从而有效减少肠道内腐败生长，防止致癌物质产生，降低癌变的概率。

肠道菌群失调有哪些危害

　　健康人的胃肠道内寄居着种类繁多的微生物，其数量约为身体细胞的 10 倍之多，这些微生物便称为肠道菌群。肠道菌群按一定的比例组合，各菌群间互相制约、互相依存，在质和量上形成一种生态平衡。

　　正常菌群循行在肠道里，可以护卫肠道健康，一旦平衡被打乱，有害细菌大量繁殖，抑制其他细菌生长，就会对人体健康造成极大的危害。受凉、过度疲劳、感染等原因，均可以使机体防御能力降低，导致免疫力减弱，寄居在人体内的正常菌群失去平衡，从而引发疾病。特别是长期应用广谱抗生素的患者，敏感肠菌被抑制，未被抑制的细菌趁机繁殖，使正常的生理组合被破坏，而产生病理性组合，引起临床症状，也就是人们常说的"肠道菌群失调症"。胃肠不适症状是肠道菌群失调早期的常见表现，若病情继续进展，还会导致腹泻。

　　肠道菌群失调是非常容易引起免疫失衡问题的，如过敏或自身免疫性疾病。此外，肠道菌群失调还可能导致口臭、皮肤病以及身体代谢功能障碍等。

近年来，冰箱的普及使用让人们的生活更加便利。有的家庭习惯购买大量的肉和蔬菜储存于冰箱中，但过久的储存容易使食物变质，食用后可引起肠道菌群失调，导致呕吐、腹泻，有的甚至出现意识障碍。因此，建议按需购买食材，科学使用冰箱，以防因进食变质食物而损害肠道健康。

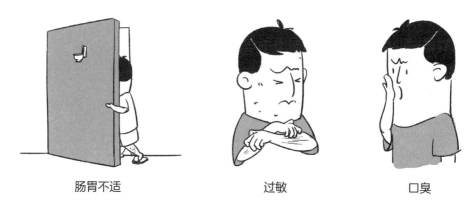

肠胃不适　　　　　　　过敏　　　　　　　口臭

如何避免肠道菌群失调

不宜食用过多的动物类或过精细的食物

动物类或过精细的食物中含纤维素较少，不利于大肠蠕动，容易造成便秘。同时，这类食物多为酸性物质，经人体代谢后可使肠道内形成酸性环境，而酸性环境不利于有益菌群的生长繁殖。因此，应多食用粗粮、豆类、蔬菜、水果等富含纤维素的食物。

◆ 不可滥用抗生素 ◆

有些人一旦感冒、咽喉痛、浑身不舒服，就使用抗生素治疗，这其实属于"滥用抗生素"行为。滥用或过度使用抗生素会使细菌产生耐药性，同时一些广谱、针对性不强的抗生素会造成有益菌群的减少，因此应在医生的指导下合理使用抗生素，减少无指征地使用抗生素，尽量避免使用广谱、高效抗生素，以免破坏肠道菌群平衡。

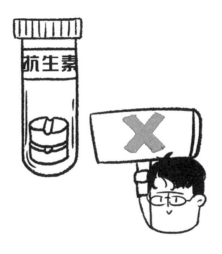

◆ 增强机体免疫力、保持身心愉悦 ◆

对于一些患者，因长期患病导致机体免疫功能受损、抵抗力下降，可以选择在没有禁忌证的情况下做揉腹等按摩，这样有利于促进肠道蠕动，加速粪便排出，促进肠道内菌群平衡。同时，保持身心愉悦和情绪稳定，避免紧张、焦虑、恼怒等不良情绪的刺激，对维护肠道内环境稳定大有益处。

◆ 服用微生态制剂 ◆

所谓"微生态制剂"，既可以是活菌，也可以是一些菌素，都能起到调节肠道菌群、促进有益菌生长的作用。需要注意的是，服用微生态制剂一定要在医生的指导下进行，否则可能会徒劳无功，甚至适得其反。

如果出现肠道症状，就诊时应注意什么

（1）去医院看病前，首先要备齐以往的病历记录和所有的化验检查结果，并通过网站了解专家的专业特长、出诊时间和预约方法，或在医院的导医台或分诊台进行咨询。

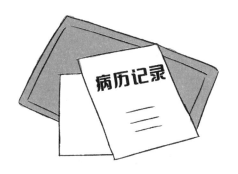

（2）去医院前要先回顾一下自己的患病史，如何时出现了何种症状，症状持续的时间以及严重程度，进行过何种治疗，效果如何等。

（3）一般来说，做生化检查如肝功能、肾功能、血糖等，需采空腹血。为便于检查，看病前可以选择暂时不吃早饭。

（4）在医生诊治时，病情陈述是否准确全面，将直接关系到诊断的正确性和效率。陈述病史是为医生提供诊治线索，

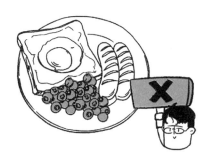

在医生没有开口询问病情前，不要急于陈述，因为医生首先要查看病历或进行一些诊断前的准备工作，待医生询问时再有条不紊、实事求是地陈述病情，注意不要夸张或隐瞒。根据医生的提问，一般要说明大便一天几次、什么样、量多少、有没有血、是否伴有黏液或脓血；黏液脓血及血液是否混在一起，血液是什么颜色的，是鲜红、暗红还是褐色；腹痛是上腹痛还是下腹痛，是隐隐作痛还是阵痛；曾到哪些医院做过哪些检查，检查结果如何，有什么诊断；服用过哪些药物，做过哪些治疗，以及相应的疗效等。

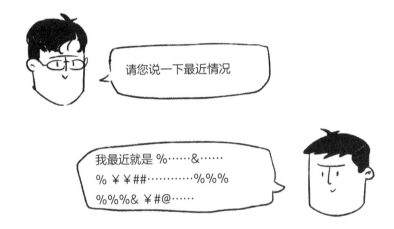

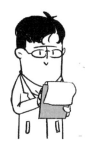

初步认识结肠炎

什么是结肠炎

结肠炎是指由各种原因引起的结肠炎症性病变，简单来说，发生在结肠的炎症反应就是结肠炎。本病可由细菌、真菌、病毒、寄生虫、原虫等微生物引起，亦可由变态反应及理化因子引起。

结肠炎可分为急性结肠炎和慢性结肠炎，就是看炎症是突然发生、较快治愈，还是慢性、持续、反复、长期存在。根据导致结肠炎病因的不同，结肠炎又可分为特异性结肠炎与非特异性结肠炎。特异性结肠炎是指由特别原因导致的结肠炎；非特异性结肠炎往往指病因不太明确，或由较为复杂的多因素导致的结肠炎。前者包括感染性结肠炎、缺血性结肠炎和伪膜性结肠炎等，后者包括溃疡性结肠炎、结肠克罗恩病等。

结肠炎可在局部某段结肠或全结肠出现炎症改变，致使结肠功能发生紊乱，患者通常表现为腹痛、腹泻、黏液便或黏液血便、里急后重、食欲缺乏，甚者大便秘结、数日不能排便，常伴有消瘦、乏力等症状。当出现了上述症状中的两项及以上时，则应该怀疑有结肠炎的发生。另外，有少数结肠炎患者在病程中突然恶化或初次发病就呈暴发性，表现为严重腹泻，每日 10~30 次，排出含血、

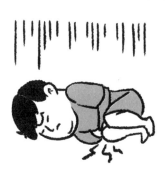

脓、黏液的粪便，并有高热、呕吐、心动过速、电解质紊乱、神志昏迷，甚至结肠穿孔等，若不及时治疗可危及生命。

什么是急性肠炎？
导致急性肠炎的原因有哪些

　　急性肠炎是指各种原因引起肠道黏膜急性炎症的疾病，通常因进食不洁、生冷或刺激性食物而诱发，多发生于夏秋季节，常由粪口途径传播，好发于儿童，并且患儿症状一般更为严重。本病主要表现为恶心、呕吐、腹痛、腹泻，严重者可出现发热、脱水、电解质和酸碱平衡紊乱，甚至危及生命。

　　导致急性肠炎的原因很多，常与肠道感染如肠道病毒（柯萨奇、埃可病毒）和其他病毒、细菌（如杆菌、沙门氏菌、金黄色葡萄球菌、霍乱弧菌、肠道念珠菌）、肠阿米巴、寄生虫等有关，还与饮食不当、摄入过量不新鲜食物引起食物中毒、化学品和药物中毒、食物过敏有关。日常发生急性肠炎主要由以下两方面原因导致。

　　❶ **细菌和毒素感染**　细菌感染以沙门菌属和嗜盐菌（副溶血弧菌）感染较多见；毒素感染以金黄色葡萄球菌较为常见，病毒也可见到。常有集体发病或家庭多发的情况，多因进食被污染家禽和家畜的肉、鱼，或嗜盐菌环境中生长的蟹、螺等海产品，或被金黄色葡萄球菌污染的剩菜、剩饭而诱发。

　　❷ **物理、化学因素**　进食生冷食物，或某些药物如水杨酸

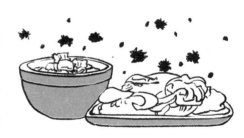

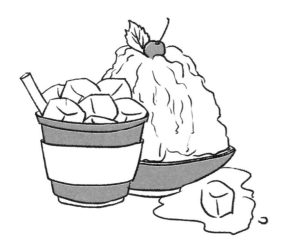

类、磺胺类、某些抗生素，或误服强酸、强碱及农药等，均可引发急性肠炎。

需要注意的是，急性肠炎患者一定要在医生的指导下进行检查和用药，切勿滥用药物，以免延误治疗时机，因为急性肠炎一旦加重，是可以危及生命的。

什么是慢性结肠炎？
导致慢性结肠炎的原因有哪些

慢性结肠炎是一种慢性、反复性、多发性疾病，以结肠、乙状结肠和直肠为发病部位，症状主要有左下腹痛、腹泻、里急后重、便中带有黏液、便秘和腹泻交替性发生，症状时好时坏、缠绵不断，常常反复发作。导致慢性结肠炎的原因有很多，主要有以下几方面。

❶ **自身免疫反应**　多数学者认为，慢性结肠炎属于自身免疫性疾病，因为本病并发自身免疫性疾病（如自身免疫性溶血性贫血）者较多，且肾上腺皮质激素能够缓解本病。同时，在部分患者的血清中可查到抗结肠上皮细胞抗体。因此，本病的发生可能与自身免疫反应有关。

❷ **感染**　细菌、真菌、病毒等感染均可以导致肠道的慢性炎症。

❸ **遗传**　慢性结肠炎的血缘家庭发生率较高，提示本病的发生可

能与遗传因素有关。

④ **精神和营养**　过度疲劳、长期处于营养不良状态、情绪容易激动、亚健康状态等，都可以诱发慢性结肠炎。

⑤ **药物**　服用抗生素后，虽然可以暂时抑制大肠埃希菌，但大量有益菌会被消灭，使结肠失去了"菌群屏障"，导致有害细菌入侵繁殖，引起反复感染，从而使结肠炎顽固不愈。另外，长期服用解热镇痛类药物（如阿司匹林、吲哚美辛、布洛芬、双氯芬酸等非甾体抗炎药）、肾上腺皮质激素类药物（如泼尼松、甲强龙等）以及其他药物（如抗肿瘤药物中的甲氨蝶呤、氟尿嘧啶和巯嘌呤等），均可引起肠道黏膜损伤性炎症。

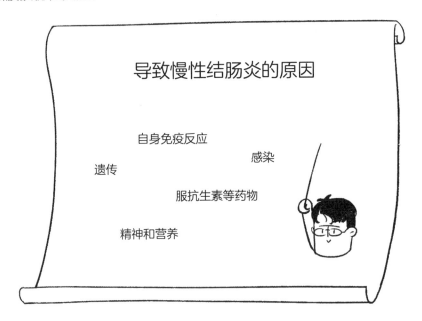

导致慢性结肠炎的原因

自身免疫反应

感染

遗传

服抗生素等药物

精神和营养

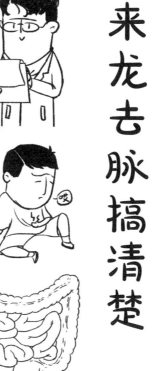

第二章

来龙去脉搞清楚

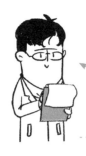

认识常见的结肠炎

常见的结肠炎有哪些

除急性感染性结肠炎外，结肠炎中较为常见的还有病因比较明确、特殊的放射性肠炎、应激性肠炎、过敏性肠炎等。由于近年来我国在食品安全方面的不断加强，在大城市中痢疾或慢性痢疾已较为少见。

在结肠炎中，最引人关注的莫过于溃疡性结肠炎（UC）和克罗恩病（CD）了。因为这两种肠炎都是慢性病程，往往需要长期甚至终身治疗，并发症多且复杂，给患者的生活质量带来严重影响，也造成了不小的经济压力。

需要说明的是，这些肠炎类型彼此间有时很难在短时期内进行鉴别，就连病理检查也无法完全确认，尤其是溃疡性结肠炎、克罗恩病、肠结核，以及白塞病（贝赫切特综合征）、淋巴瘤等疾病，均可能出现

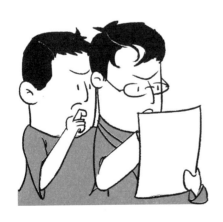

相似的肠道病变和症状，往往需要花费大量的时间和精力才能诊断明确。因此，在诊疗的过程中，如果遇到不易鉴别的情况，则需要患者给予足够的耐心，配合医生积极检查和治疗，从而得到比较满意的疗效。

什么是炎症性肠病

炎症性肠病主要包括溃疡性结肠炎和克罗恩病两大类。

溃疡性结肠炎并不是在结肠上看到溃疡和炎症同时存在就可以诊断的。事实上，溃疡性结肠炎作为炎症性肠病中比较常见的类型，是一种与机体免疫反应相关的慢性结肠炎，其病变位于结肠的黏膜层，以溃疡为主，多累及直肠及远端结肠，但可向近端扩展至整个结肠。患者的主要症状有腹泻、腹痛、黏液便、脓血便和里急后重。其病程长，病情轻重不一，常反复发作。本病可见于任何年龄段，但以 20~30 岁最为多见。

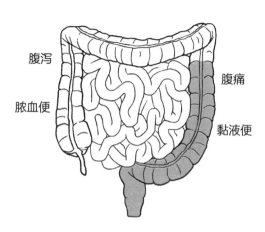

溃疡性结肠炎

克罗恩病，又称局限性回肠炎、局限性肠炎、节段性肠炎或肉芽肿性肠炎，是一种原因不明的肠道炎症性疾病。本病在肠道的任何部位均可发生，但好发于末端回肠和右半结肠。腹泻一般不如溃疡性结肠炎严重，以腹痛、腹泻、肠梗阻为主要症状，并有发热、营养障碍等肠道外表现。男女间无显著差异，任何年龄均可发病，但青少年占半数以上，病程迁延，常有反复，不易

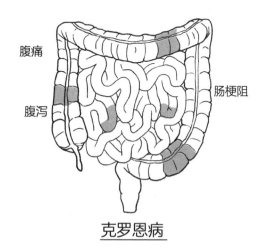

克罗恩病

根治。

值得注意的是，克罗恩病因腹泻并不明显，有时会以肛周表现为首发症状。肛周表现主要包括反复出现的肛周硬块、红肿和化脓，伴有较为剧烈的疼痛，肛管皮肤不规则，有较为深大的溃疡，部分女性患者可能会出现直肠阴道瘘，手术切口不易愈合，严重影响患者的生活质量。

常见的结肠感染性疾病有哪些

肠结核

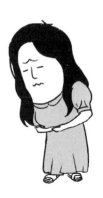

肠结核是结核杆菌侵入肠道引起的慢性特异性感染，多继发于肠外结核，特别是开放性肺结核，且好发于回盲部。其临床表现为腹痛、大便习惯改变、腹部包块及发热、盗汗、消瘦等结核毒性反应，但缺乏特异的症状和体征。本病发病年龄多为青壮年，女性略多于男性。其治疗以抗结核药为主，通过合理充分用药，一般可获痊愈。

伪膜性肠炎

伪膜性肠炎是一种与抗生素的应用关系密切的肠道慢性炎症，又称为"抗生素相关性肠炎"，主要为发生于结肠和小肠的急性纤维素渗出性炎症，由于长期、大量应用抗生素后导致正常肠道菌群失调，难辨梭状芽孢杆菌大量繁殖，产生毒素而致病。其病变主要位于结肠，也可累及远端小肠，多发生于50岁以上老年人、重症患者以及免疫功能低下、外科大手术后的患者。本病起病较急，主要症状是腹泻，伴有腹痛、恶心、呕吐等症状，临床表现轻重不一，既可仅为轻度腹泻，又可出现高热、严重腹泻、水和电解质紊乱、中毒性巨结肠，甚至危及生命。近

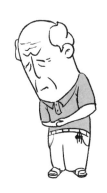

年来，由于广谱抗生素和免疫抑制剂的广泛应用，本病的发病率有上升的趋势。

◆ 细菌性痢疾 ◆

细菌性痢疾（简称菌痢）往往是由志贺菌属（痢疾杆菌）引起的肠道黏膜炎症和溃疡，并将毒素释放入血。儿童和青壮年是菌痢的高发人群，常有进食不洁食物史。患者一旦感染痢疾杆菌，主要表现为发热、腹痛、腹泻、里急后重、黏液脓血便等，同时可出现全身毒血症症状，严重者可引发感染性休克和（或）中毒性脑病。大部分患者过一段时间

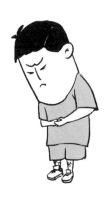

（约两周内）就可以痊愈，但未经及时正规治疗的患者可能会转为慢性菌痢。本病病变主要累及直肠、乙状结肠，严重时可波及整个结肠和回肠末端。养成良好的卫生习惯，对细菌性痢疾的预防尤为重要。

还有哪些典型的结肠炎

过敏性结肠炎

目前认为，过敏性结肠炎与高级神经功能失调有关，是消化系统最常见的疾病之一。其发病与精神、心理、饮食、环境等因素有关，多见于青年，女性多于男性。患者最明显的表现是腹痛、腹泻，可长期反复发作，还可有头痛、乏力、失眠、心悸、出汗等神经血管不稳定症状以及嗳气。

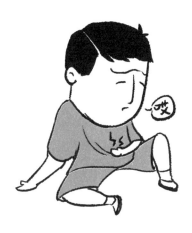

过敏性结肠炎的预防大于治疗。平时应减少对消化道的不良刺激，避免进食辛辣、甘、酸、粗糙等刺激性食物，多食易消化、营养丰富的食品。对疑有乳糖不耐受者，应避免摄入大量牛奶及牛奶制品。如患者有明显的精神、神经因素，则应从解除患者多疑虑的心态、消除恐惧的心理着手，从而预防本病的发生或加重。

放射性肠炎

放射性肠炎是盆腔、腹腔等部位的恶性肿瘤进行放射治疗时引起的一种并发症，可以累及小肠、结肠、直肠。其主要致病因素是放射治疗，照射剂量越高，则发病率越高。本病不仅与照射剂量有关，还与照射时间、肠道不同部位对照射的敏感性以及其他基础性病变有关系。本病好发于瘦弱的老年女性、既往有腹部或盆腔手术者、血管闭塞性疾病者，以及如糖尿病、动脉硬化、高血压等基础性疾病患者。放射性肠炎有急性与慢性之分，急性放射性肠炎主要表现为腹泻、里急后重、黏液便等；慢性放射性肠炎主要表现为反复发作的腹痛、腹泻、便血等。轻症患者可仅表现恶心、呕吐、食欲差等，病情严重者可发展为肠梗阻、肠穿孔、腹腔或盆腔脓肿、结肠癌、直肠癌等。本病的治疗方法主要以非手术治疗为主，同时需要根据病情选择手术治疗、内镜治疗或高压氧舱治疗等。

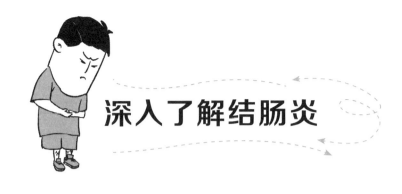

深入了解结肠炎

结肠炎能根治吗

不同的结肠炎有不同的预后。

◆ 溃疡性结肠炎 ◆

由于溃疡性结肠炎的确切病因至今未明，所以目前的治疗方法虽然可以缓解症状、改善全身症状，甚至减轻结肠炎症病变，或使临床症状消失或好转，但很少能完全治愈。溃疡性结肠炎已成为医学界公认的难治性疾病之一，但其并不是不治之症，只要及时诊断，采用科学的治疗方法，是可以提高缓解率、减少复发的。慢性反复发作患者，在临床症状消失后不要自行停药，应坚持用药维持治疗。当病情严重或反复迁延时，不要焦虑惊恐、丧失积极治疗的信心。作为患者，必须树立战胜疾病的信心，在医生的正确指导和自己的密切配合下用药调治，使病情得到控制并长期缓解，维持一定程度的生活质量。

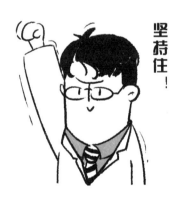

坚持住！

◆ 克罗恩病 ◆

克罗恩病与自身免疫有关，需要长期的正规治疗，以控制病情的发展，以免影响生活。如果患者在治疗过程中缺乏耐心，甚至丧失勇气，将会使治疗更加棘手。

总之，炎症性肠病的治疗非常考验患者的毅力，患者一定要鼓起勇气，积极地进行配合。

结肠炎的发病与饮食有关吗

饮食是引起结肠炎发生、发展的因素之一，摄入刺激性或不洁食物均会导致肠道炎症。

日常生活中，有些人饮牛奶后会出现腹泻，这可能和乳糖不耐受有关。研究表明，摄入较多乳制品或较少膳食纤维素可能导致结肠炎的复发。

同时，进食辛辣食物会加重对胃肠道的刺激。辣椒中所含的辣椒素可以开胃、增进食欲，但过量食用可引起唾液大量分泌、胃肠道黏膜充血、胃肠蠕动增强甚至痉挛，从而出现胃部灼痛、排便次数增加、大便稀或呈糊状、肛门灼热、痔疮加重，甚至肛裂。因此，适量食用辣椒可以帮助消化、补充维生素 C，对人体有益；但过量食用可以引起上述症状，尤其是溃疡性结肠炎、溃疡病、慢性胃炎、慢性肠炎、高血压、痔疮、肛裂等疾病患者，不宜食用过多辣椒，避免饮酒和进食生冷食物。

由此可见，饮食和肠炎密切相关，不当的饮食习惯既可导致肠炎的发生，又可导致原有肠病的复发。医生建议，合理饮食如荤素搭配、低盐少油的饮食更有利于预防肠道疾病。

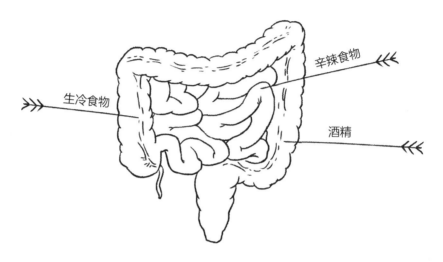

慢性结肠炎与精神因素有关吗

多数慢性结肠炎与精神因素互为因果，如临床上溃疡性结肠炎多因紧张、劳累而诱发，患者常有精神抑郁和焦虑的表现。有研究表明，溃疡性结肠炎患者无论男女，均具有内向、内省、离群、保守、严谨、紧张、情绪不稳定、易怒、对各种刺激情绪反应强烈、激动后难以平复等个性特点，同时存在人际关系敏感、抑郁、悲观、失望、焦虑、心神不安、敌对而争论以及阳性症状痛苦水平较高等心理健康问题。

以上个性和心理问题在一定程度上触发了溃疡性结肠炎，并持续恶化，心身因素交织相互影响，使其迁延难愈。然而，近年来人群调查发现，溃疡性结肠炎患者中有精神异常和精神创伤者，并不多于一

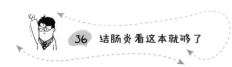

般人群，可能是患者
罹患溃疡性结肠炎
后，由于慢性腹泻、
腹部不适等病痛的折
磨而继发精神障碍，
成为加重病情的不利
因素之一，进而形成
恶性循环。

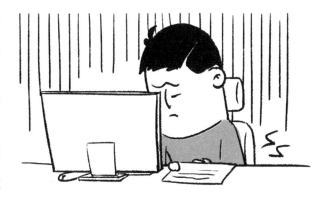

　　同理，克罗恩病与精神因素也有一定关系。有研究表明，克罗恩
病患者常伴有抑郁症。

睡眠与结肠炎有关系吗

　　慢性结肠炎常伴有典型、反复的消化系统疾病症状，具有高发病
率、易反复、病程迁延难愈等特点，对患者的日常生活和工作造成较
大影响。同时，由于生活节奏加快、饮食不规律等因素影响，慢性结
肠炎的患病率呈逐年上升趋势。

　　睡眠障碍同样也是常见的健康问题之一，据国际精神卫生和神经
学基金会调查显示，在我国普通人群中约50%的人存在失眠问题。消
化道疾病作为一种常见病、多发病，与睡眠障碍的发生有着密切关系。
中医学有"胃不和则卧不安"的经验总结。另有研究显示，多种消化
道疾病患者与健康人比较均存在睡眠障碍，慢性结肠炎患者往往伴有
睡眠障碍以及焦虑、抑郁等心理表现。

　　目前，随着对慢性结肠炎的研究不断深入，睡眠障碍作为最常见

的胃肠外表现也越来越受到重视。有研究表明，睡眠异常与消化道症状的恶化有关，这是因为机体对应激事件的反应中出现最早、最具代表性的客观体验就是睡眠行为的障碍；睡眠障碍的发生可增加患者胃肠不适症状、慢性结肠炎、肠癌等的发病率。

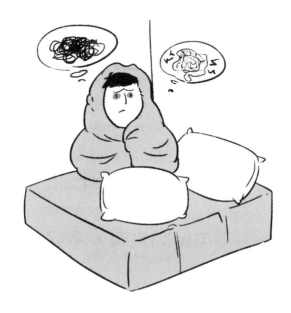

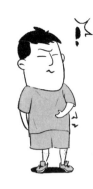

结肠炎癌变

结肠炎发生癌变的可能性有多少

　　轻型溃疡性结肠炎成年患者发生癌变者不足 5%。但是，长期持续有症状的患者，尤其在儿童期或青春期发病者的癌变率很高。据美国医院统计，14 岁以前发病的患者中，在病程前 10 年发生癌变的患者约有 3%，此后每 10 年约有 2% 的患者发生癌变，发病 35 年以上发生癌变的患者约有 43%，比正常人群高得多。而在上海的一项对 117 例溃疡性结肠炎患者的调查中，结果显示癌变率为 0.8%，远低于国外、国内其他报道。癌变的发生与疾病时限和病变范围有关，临床观察显示，病程愈长，范围愈广，癌变率愈高。

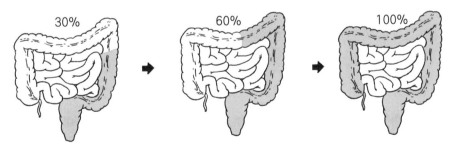

　　流行病学调查表明，克罗恩病患者发生结肠直肠癌的危险性是普通人群的 4~20 倍，约 1.8% 的患者可并发癌症，而克罗恩病病程 20 年以上的患者发生结肠直肠癌的危险性可能还要高一些，约为 2.8%。病程较长（超过 10 年以上）的年轻患者，是并发癌症的高危

人群。加强对这类人群的监测，有利于早期发现癌症，提高患者的生存率。

对病程 8~10 年以上的广泛性结肠炎、全结肠炎患者，病程 30~40 年以上的左半结肠炎、直乙状结肠炎患者，以及溃疡性结肠炎合并原发性硬化性胆管炎患者，应行监测性结肠镜检查，至少两年一次，并做多部位活检。对组织学检查发现有异型增生者，更应密切随访，如为重度异型增生，一经确认应尽快行手术治疗。

结肠炎癌变的危险因素有哪些

炎症性肠病是否为结肠直肠癌的癌前病变一直备受人们的关注。目前较为一致的观点是，溃疡性结肠炎是结肠直肠癌的癌前病变。一般认为，溃疡性结肠炎发生癌变的危险因素有以下几个方面。

①年龄 少年和青年期患结肠炎者癌变概率较高。

②病程 结肠炎病程较长者易癌变，病程在 10 年以内者极少癌变，而病程在 10 年以上者的癌变率会逐年增加。

③病变范围 病变仅限于直肠的患者，直肠癌的发生率与一般自然人群无差别；而病变范围很广或全结肠病变的患者，癌变的危险性比自然人群高 10~30 倍。

④病变活动度 各类不同活动度的结肠炎患者中，以慢性持续性者危险性最大，反复发作型次之，维持治疗能稳定病变活动者的癌变率一般不增高。

⑤临床表现 当结肠炎患者长期持续或反复发作的症状发生改变或出现新的症状，特别是出现肠梗阻表现时，常预示可能癌变。

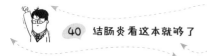

⑥ **病变形态** 癌变多发生于增生性病变的基础之上，最易发生于肠狭窄处，其次是息肉，最常见于乙状结肠。

⑦ **组织学特性** 当炎性息肉发生腺瘤样改变后，即可视为癌前病变。组织学检查提示中至重度不典型增生（中 - 高级别上皮内瘤变）也是高度癌变危险的信号。

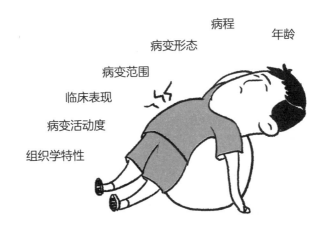

如何预防溃疡性结肠炎癌变

溃疡性结肠炎是临床常见的炎症性肠病，多迁延不愈且经常容易反复发作，如果得不到及时诊治，可能会转为肠癌。因此，为了预防溃疡性结肠炎的进一步发展，严密监测、早期发现、早期治疗，对防止疾病恶化尤为重要。

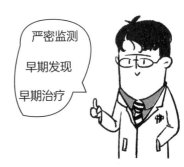

① **早期诊治** 溃疡性结肠炎一旦发生，应及早诊断和治疗，尽快使疾病愈于初期阶段。

②控制疾病传变　中医学认为，传变是疾病在机体脏腑、经络、组织中的转移和变化。在决定并影响疾病传变的各种因素中，邪正斗争及其盛衰变化发挥着决定性的作用。因此，应针对邪正盛衰与病势的趋向、病位所在及疾病发展传变的一般规律，及时给予正确的治疗。或损其有余，或补其不足，或先安未受邪之地，来终止疾病的发展，是控制溃疡性结肠炎传变与恶化的重要措施。

重度溃疡性结肠炎患者，尤其是病程 10 年以上、内镜多次随访活检证实有不典型增生者，应行预防性结肠切除术治疗。因为如果不进行手术治疗，将来很可能转变为肠癌。但是，患者往往不愿意接受这种手术治疗，尤其是结肠炎症状较轻或药物治疗不良反应较小者。

怀疑结肠炎癌变应怎样治疗

重度结肠炎患者，尤其是病程 10 年以上、内镜多次随访活检证实不典型增生者，应行预防性结肠切除术治疗。这一方法可以说是根治的方法，同样也适用于病变较为广泛的年轻患者。但是，患者往往不愿意接受这种手术治疗，尤其是对结肠炎症状较轻或药物治疗不良反应较小者来说，更是如此。如果这类患者不进行手术治疗，则须长期进行内镜监测。

有学者认为，重度不典型增生者，1/3~2/3 已有侵袭性癌，应及时做全结肠切除术；轻度不典型增生者约有 10%，也可行结肠切除术；可疑不典型增生者约不到 3% 的有癌变，应每 3~6 个月复查肠镜并做多部位活检；不伴有不典型增生的慢性溃疡性结肠患者，每年应复查肠镜 1 次。如临床怀疑癌症，即使肠镜反复活检呈阴性，也应立即进行结肠切除术。

重试不典型增生者 ➡ 结肠切除

可疑不典型增生者 ➡ 复查肠镜并做多部位活检

临床怀疑癌症者 ➡ 立即进行结肠切除术

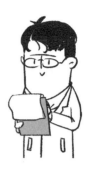

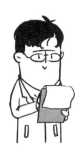

结肠炎的病因：内外因素导致的局部"战争"

我们不难发现，结肠炎症的产生原因主要有外界刺激（外因）和自身反应（内因）两方面，其本质是身体对发生于结肠的外界刺激或破坏的防御性反应，或过激的防御性反应。这两者中只要有一方面出现问题，都可能导致炎症的发生、发展，相当于在结肠打响了"战争"。下面就从外因、内因两方面介绍结肠炎这场局部"战争"的病因。

诱发结肠炎的外部刺激有哪些

结肠受到外部刺激而发生炎症，可以说是最为常见的结肠炎症形式。外部刺激从本质上讲，就是物理、化学以及生物（这里指微生物及寄生虫）性质的损伤。

由于消化道的最后一段是结肠，物理及化学刺激要想经过食管、胃、小肠到达大肠的概率并不大，往往在食管和胃就会刺激消化道产生强烈的反应如呕吐、剧烈腹痛等，从而限制刺激性物质的摄入，使小肠及结肠接受刺激的可能性大大降低；一些对食管和胃黏膜刺激性不大的物理及化学刺激（如辣椒、某些食品添加剂等），对结肠的刺激性也往往并不大，通常仅引起轻度的自限性炎症。而生物（这里指微生物及寄生虫）刺激往往通过在结肠"定居"引发疾病，而不是直接刺激黏膜，因而对食管和胃影响较小，存在导致结肠炎的可能性。因此，生活中生物刺激引发结肠炎的情况最为常见。

所谓生物刺激，是指微生物及寄生虫引发的结肠炎，也就是细菌、病毒及较少见的真菌性肠炎。这些微生物、寄生虫可以在结肠（包括小肠）黏膜"定居"（医学上称为定植），而不对经过的食管和胃产生明确的刺激，从而更多地影响小肠与结肠。"定居"的微生物不断生长、繁衍，数量呈指数式增长，通过不同途径破坏结肠黏膜，从而引发炎症反应，出现腹泻、出血、疼痛等症状。

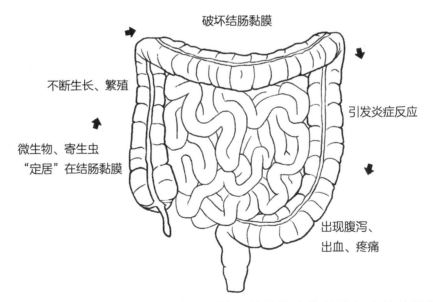

这些微生物和寄生虫大多通过被污染的饮食物等进入人体的消化道内。被污染的饮食物中的致病生物，可能是被粪便污染过的手、动物（如苍蝇、蟑螂、老鼠等），也可能是通过其他形式接触而污染的器

皿和餐具等。这些致病生物在人体或动物的消化道内繁殖并产生大量后代，通过粪便排泄出来，污染相关媒介，再通过这些媒介污染食物，从而进入其他人的消化道内引发疾病，这一过程被形象地称为"粪－口途径"。这也是人们常说的"病从口入"的典型例证。而这类结肠炎，因为可以在不同个体之间传播，所以又称为"传染性结肠炎"。

由此可见，环境卫生条件差、不注重个人卫生，特别是忽视手的卫生，将会大大提升结肠炎的发病率。青少年、儿童，特别是婴幼儿，正处在探索环境的兴趣旺盛时期，同时缺乏勤洗手的卫生意识和能力，是这类结肠炎的高发人群。因此，想要较好地预防结肠炎，就必须要注意环境卫生和个人卫生，特别是除灭病虫害和勤洗手方面。

导致结肠炎的内部原因有哪些

人体内部原因引发的结肠炎，其实与外界环境刺激之间也存在明确的关系，而且这种关系往往是长期的，并非一朝一夕，这是与物理、化学、生物因素引发的结肠炎的重要区别。另一方面，人体的内部因素如遗传因素、免疫系统情况、心理因素，乃至社会及人文因素等，都影响着这类结肠炎的发生、发展，因而本书暂时将之归类为内部原因引发的结肠炎。

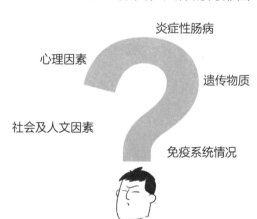

这类结肠炎种类繁多，其中发病率较高且研究较深入的

就是我们常常说的"炎症性肠病"，其他类型包括嗜酸细胞性肠炎、镜下结肠炎、因血管病变引起的缺血性肠炎等。

结肠炎的诱因有哪些

❶ **好发人群**　生活及工作压力较大的易患病体质者如脑力工作者、中青年，以及饮食不节或先天不足者，若免疫力低下或处于应激反应时，易患结肠炎。

❷ **饮食因素**　如进食不洁、肥甘厚腻、辛辣刺激、生冷食物时，容易导致结肠炎的发生。

❸ **免疫力降低**　当免疫力低下时，容易引起细菌、病毒感染及肠道菌群紊乱，从而诱发结肠炎。

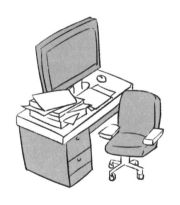
生活、工作压力大

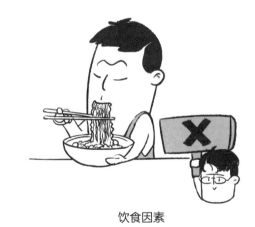
饮食因素

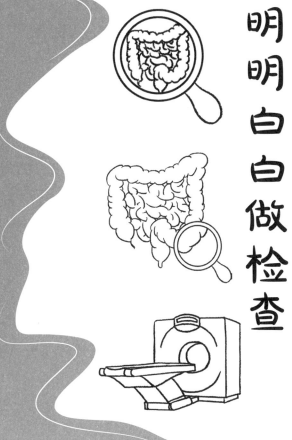

第三章

明明白白做检查

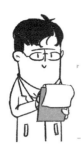

掌握必做的检查

粪便检查

粪便检查不仅有助于腹泻的病因学评估，而且可以帮助诊断各种肠道疾病。便常规检查可了解粪便内的白细胞数量，从而提示结肠炎症或存在侵袭性微生物感染，如侵袭性大肠埃希菌或志贺杆菌。粪便显微镜检查可检测病原微生物、卵和寄生虫等。粪便样本苏丹Ⅲ染色可检查有无脂肪滴，用于诊断脂肪泻。

便常规检查

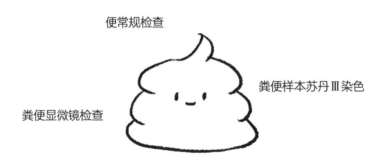

粪便样本苏丹Ⅲ染色

粪便显微镜检查

粪便隐血试验和粪便基因检测

粪便隐血试验是用于检查粪便中隐匿的红细胞或血红蛋白、转铁蛋白的一项试验，是诊断消化道出血的重要指标。粪便隐血试验阳性主要反映是否有消化道出血，如消化性溃疡、痢疾、大肠息肉等。另

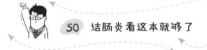

外，消化道癌症也会引起粪便隐血试验阳性。

粪便基因检测是大肠肿瘤筛查的有效手段。

肠镜检查

结肠炎患者除了视诊、直肠指诊、肛门镜检查外，还应行纤维结肠镜检查。对于便血、炎症性肠病等患者，经直肠、乙状结肠镜检查病变尚未确定者，或发现病变但不能定性者，一定要做纤维结肠镜检查，以排除肠道肿瘤性病变，明确病变的性质。

◆ 适宜做肠镜检查的人群 ◆

（1）有便血或暗红色血便，考虑病变位置在结肠或直肠者。

（2）反复交替出现腹泻、便秘和大便带脓血，排便习惯有改变或排便困难者。

（3）不明原因的腹痛、贫血或身体消瘦者。

（4）钡灌肠或胃肠造影发现异常，需进一步检查结肠或明确病变性质者。

（5）已发现结肠病变，考虑经结肠镜治疗者。

（6）大肠息肉或肿瘤术后复查者。

（7）假性结肠梗阻需经纤维镜解除梗阻者。

（8）肠套叠、肠扭转需明确诊断及复位者。

（9）年龄超过 45 岁以上或大肠癌高发区、有大肠肿瘤家族史者，可通过肠镜进行筛查。

（10）高度怀疑血吸虫病而多次大便检查均为阴性者。

不宜做肠镜检查的人群

（1）肛管直肠急性炎症及近期发作的冠心病、高血压等患者，应慎重或延期检查。

（2）精神病患者或不能配合者，以及难以合作的儿童。

（3）有出血倾向或凝血功能障碍的患者取黏膜活检应慎重。

（4）肛门狭窄者、孕妇或腹部有巨大肿瘤压迫肠腔者。

（5）肠道狭窄者，不能勉强进镜。

（6）女性妊娠及月经期需谨慎。

肠镜检查前的饮食准备

很多人在进行肠镜检查前过度依赖口服泻药，而忽略了饮食的重要性。事实上，饮食与口服泻药同样重要，饮食注意得好，喝少量泻药即可。

（1）肠镜前的饮食准备是无渣饮食，不宜吃高纤维素食物（如芹菜、韭菜等），以及有籽、皮、核的食物（如西瓜、火龙果、番茄、芝麻等）。

（2）对于普通人，饮食准备只要提前24小时就可以了（假如在周二做肠镜，则从周一开始遵循无渣饮食即可）。建议前一天吃无渣的低脂、细软、流质饮食，如米汤、藕粉等，不饮牛奶。

（3）对于有便秘、糖尿病、肠粘连、肠梗阻或存在其他影响排便疾病的患者来说，饮食准备应提前3天以上。

◆ 肠镜检查前的肠道准备 ◆

肠道的清洁度是肠镜检查成功的关键因素之一。由于肠腔中粪便的存在会严重影响结肠镜的诊断和治疗，所以在接受结肠镜诊治时一定要保持肠腔清洁。肠镜检查前的肠道准备非常重要，结肠镜诊治的成败与肠道准备的好坏密切相关。目前，肠道准备的方法多种多样，常用的有以下6种。

❶ **硫酸镁法** 硫酸镁是一种传统的肠道准备药物。本品的主要成分为硫酸镁，药理作用为口服后在肠道内形成高渗状态，使水分滞留肠腔，刺激肠道蠕动，从而促进排便。因其服用水量少，可随时增加饮水量，患者依从性好，价格便宜，故临床应用较多。检查当日早晨4：30服硫酸镁粉一包（50g）加温开水200ml，再喝开水1500ml（约一热水瓶），腹泻数次后排出清水样便即可。本法的优点是价格低，饮水量少；缺点是有腹痛、呕吐、烦渴等不良反应，重症者会有心跳减慢、血压下降表现。肠道出血及对本药过敏者禁用，严重心血管疾病、呼吸系统疾病和严重肾功能不全患者慎用。

❷ **磷酸钠盐口服溶液法** 磷酸钠盐口服溶液为复方制剂，组分为磷酸二氢钠和磷酸氢二钠。用于患者结肠X线及肠镜检查前或手术前清理肠道。本品用于肠道准备时服药一般分两次，每次服药45ml。第一次服药时间在操作检查前一天19:00，用法采用稀释方案，将750ml以上温凉开水稀释后服用；第二次服药时间在操作检查当天早晨7点（或在操作或检查前至少3小时），或遵医嘱，用法同第一次。为获得良好的肠道准备效果，建议患者在可承受范围内多饮水。

❸ **聚乙二醇电解质法** 复方聚乙二醇电解质的组成：A剂为聚乙二醇4000 13.125g，B剂为碳酸氢钠0.1785g、氯化钠0.3507g、

氯化钾 0.0466g。取本品 A、B 两剂各 1 包，同溶于 125ml 温水中制成溶液。每次 250ml，每隔 10~15 分钟服用一次，直到排出水样清便，一般口服 2500~3000ml。由于本品中含有等渗电解质，不会引起水、电解质失衡，故为肠镜及其他检查前首选的肠道清洁准备方法。本法的优点是肠黏膜无炎症反应，较安全，不易脱水；缺点是饮水量多，有些患者不能按量饮用而致肠道清洁不理想。

④ **番泻叶法** 术前一天进半流质食物，15:00 至 16:00 用开水冲泡番泻叶 3~6g 代茶饮，或临睡前服蓖麻油 30ml。本法的优点是价格低；缺点是有黏膜刺激和腹痛、恶心、乏力等不良反应，目前临床上较少使用。

⑤ **甘露醇法** 将 20% 甘露醇 250ml 加温开水至 750~1000ml 于检查前 4 小时口服，服药后注意水及电解质情况，但息肉电切时禁用，以防产生气体爆炸。本法的优点是对大肠黏膜无刺激作用，患者易于接受；缺点是可在大肠分解细菌产生可燃气体氢和甲烷，遇热如电凝治疗时容易爆炸。

⑥ **大肠水疗法** 清洁肠道效果良好，一般可以清洁直肠和远端结肠，适用于结肠清洁差、大肠远端病变不能耐受口服清肠者。

当然，每个医院或医生有不同的用药喜好，并且根据肠镜检查时间的不同，服用泻药的时间也有区别，一般医护人员在预约肠镜发放泻药时会交代清楚服用方法或提供指导清单。

◆ 检查肠镜前用药后的注意事项 ◆

（1）一般半小时后即开始排便，连续排泄 5~7 次即可基本排清大肠内粪便。部分患者在肠道准备过程中会发生呕吐，这可能与药物的

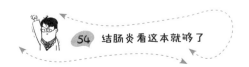

刺激及短时间内大量饮水有关，此时可将药物混入饮料后口服，然后缓慢口服白开水，以不感到明显腹胀为标准。

（2）若饮水结束 4 小时后仍未排便，则为无效，应立即前往医院就诊，在医生的指导下进行肠道准备，如行清洁灌肠，或重新预约检查时间。

（3）准备期间应注意休息，如果有头晕、心慌、出冷汗等低血糖症状，应饮糖水或静脉输入葡萄糖。

（4）如果肠道准备时出现明显腹痛，而且越来越重，则应立即停止肠道准备，及时去医院就诊，以判断有无肠梗阻或肠穿孔等急腹症。若没有肠梗阻或肠穿孔，可以更慢的速度继续进行肠道准备，并密切观察病情变化。通常出现肠梗阻和 / 或肠穿孔的情况非常少见，如果出现则需要多学科妥善处理。

总之，检查者应按医生的要求，把握细节，做好每一步前期工作，从而有助于肠镜检查的顺利进行，如有不适应及时就医。

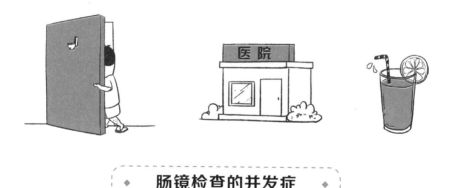

◆ **肠镜检查的并发症** ◆

① **肠穿孔**　由于结肠穿孔早期腹膜刺激征（腹痛、腹肌紧张）表现不突出，所以容易误诊。肠穿孔主要表现为细菌感染、中毒性休克，病死率较高，应提高警惕，及时进行必要的检查以明确诊断，一旦确

诊应立即行手术治疗。

❷ 出血 表现为肠镜检查后便血不止、里急后重、乏力、自汗、头晕、面色苍白，甚至休克。首先需行肠镜检查探查肠道黏膜出血病灶情况并对症治疗，部分患者可用云南白药粉或白及粉调糊、明矾液、凝血酶等止血药灌肠止血，发生休克时应做相应急救。

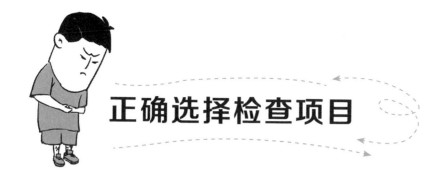

正确选择检查项目

当患者出现了可能的结肠炎症状后，应尽早去医院进行检查。因此，我们有必要了解一些结肠炎的相关检查，以便在医生开具检查项目时，减少很多困惑。

结肠炎的检查一般有实验室检查（血液检查和粪便检查）、X 线检查和结肠镜检查。由于每种检查的侧重点不同，所以针对不同情况选择的检查项目也不尽相同。结肠炎最重要的检查手段是结肠镜检查，结肠镜下最典型的病变当属溃疡性结肠炎。由于溃疡性结肠炎是一种缠绵难愈、反复发作的疾病，有癌变倾向，所以溃疡性结肠炎患者一定要定期进行结肠镜检查，遵医嘱，选择合适的治疗方案。

血液检查　　　　　　粪便检查　　　　　　X 线检查　　　　　结肠镜检查

血常规

血常规是对血液做出的一项检查。人的血液在身体中发挥着不可替代的作用，如同汽车中的汽油一样，人体一旦离开血液就无法运转。

因此，血液的健康程度影响着人体健康。如因为反复便血，经久未愈，最后导致继发性贫血，可严重影响正常工作和生活，而血常规能够帮助判断贫血的严重程度。

腹部和肛门直肠检查

提起结肠炎，人们就会想到腹痛、腹泻或便秘等临床症状，除此之外，临床上医生在给患者做腹部体格检查时会发现其双侧腹部和下腹部钝痛或隐痛，或腹胀，有些伴有肠鸣，如以直肠炎症为主者，可表现为少腹膀胱区胀痛和尾骶部坠胀，有时可能会被误诊为泌尿系统感染、前列腺炎、盆腔炎等。因此，做腹部及直肠检查是很有必要的。

钡灌肠检查

钡灌肠检查有助于了解结肠受累范围和程度、回肠末端情况，以及有无瘘管、息肉、癌肿等并发症。检查前应给予流质饮食、清洁肠道。检查的具体表现如下。

（1）肠管边缘及黏膜皱襞的改变：肠管边缘模糊，黏膜皱襞失去正常形态，表现为粗大的纵行条状影像；沿肠管边缘出现毛刺状改变。有假性息肉时可出现多发性圆形缺损。

（2）结肠袋改变：结肠袋消失多由肠壁炎性浸润所致，当病变改善后结肠袋又会出现。若肠壁组织纤维化、结肠袋消失，则无法恢复原状。

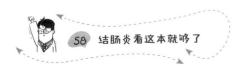

（3）肠管狭窄和缩短：肠管炎症浸润使肠管扩张受限，有时局部形成狭窄，但当黏膜有严重息肉样变和肠壁纤维化，则会使肠腔狭窄、肠管缩短，不能恢复。

钡餐双重造影

钡餐双重造影比单对比的普通钡灌肠有更好的诊断效果。其优点是不仅痛苦小，而且诊断准确率高；可明确显示大肠的细小病变，如小息肉、早期癌变、小溃疡等，适用于溃疡性结肠炎、克罗恩病和结肠壁的浸润性病变等。该检查对黏膜相的观察有很大价值，早期表现为黏膜刺状隆起、边缘毛糙，结肠袋变浅，黏膜粗乱中断，弥漫性小颗粒如早期息肉、细小溃疡、黏膜萎缩等都可辨认。

肠镜检查

溃疡性结肠炎患者需要定期接受肠镜检查。溃疡性结肠炎多见于20~40岁的青壮年，男女发病率无明显差异。如同慢性萎缩性胃炎恶变为胃癌一样，溃疡性结肠炎也可恶变为结肠癌，特别是病程长、病变广泛的患者，发生结肠癌的危险性更高。一般而言，溃疡性结肠炎恶变的可能性

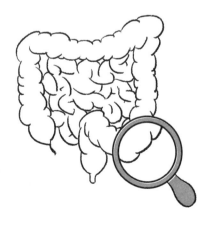

是 3%~5%，因而有人称其为"不是癌症的癌症"。全大肠均发生病变、病程超过 10 年的高危患者，均应做电子结肠镜检查，并且最好在病情缓解、没有症状时进行。在进行电子结肠镜检查时，对大肠各段均应进行活检。如果在癌症早期获得诊断及治疗，那么患者的预后还是很好的。

癌胚抗原检查

癌胚抗原（CEA）主要存在于胎儿消化道上皮组织、胰脏和肝脏。正常成人血清中 CEA 含量极低，而失去极性的癌细胞会分泌 CEA 进入血液和淋巴，导致血中 CEA 水平增高。

CEA 并非一种癌的特异性抗原，而是癌的一种相关抗原，缺少特异性，不能作为肿瘤的筛选指标，多用于肿瘤患者监测、判断疗效的指标。同时，CEA 也不是恶性肿瘤的特异性标志，在诊断上只有辅助价值。此外，研究表明，血清 CEA 水平与大肠癌的分期有明确关系，越晚期的病变，CEA 浓度越高。

排粪造影检查

部分结肠炎患者多与便秘有关，而排粪造影检查是在便秘患者排粪时对其直肠、肛管部做静态和动态检查的方法。该检查可对功能性便秘特别是出口梗阻性便秘的诊治提供可靠依据；能显示器质性病变和功能性异常。由于当直肠、肛管发挥功能（排便动作）时才能显示功能性异

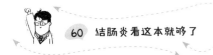

常，所以排粪造影比普通钡灌肠、肠镜检查更敏感可靠，能为便秘的诊治提供可靠依据。因此，建议便秘患者均做此检查，以明确诊断。

结肠传输试验

结肠运输试验又称结肠转运功能检查，主要用于诊断慢传输型便秘。慢性便秘患者，如排粪造影检查正常，则必须做结肠运输试验检查。

超声和超声内镜检查

超声和超声内镜检查可及早发现有无结肠、直肠新生物，病变侵犯肠壁的深度、大小、范围、性质，以及其他炎症性病变；对肠内外的腹部盆腔肿块进行鉴别诊断；发现肛周脓肿侵犯的深度、大小和范围。

CT 检查

尽管钡灌肠造影和纤维结肠镜是肛肠病的首选检查方法，但 CT 检查在某些方面有其独特的价值。CT 不仅能显示管腔内病变，更重要的是可直接看到肠壁及其附近组织和器官有无病变，如结肠肿瘤、

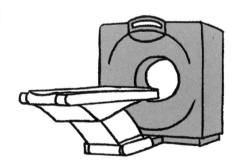

直肠肿瘤、直肠海绵状血管瘤等。也就是说，肠镜主要看肠腔里面，CT 检查主要看肠壁外面。CT 检查对结肠癌的敏感性可达 100％，准确性为 93％；对复发性直肠乙状结肠癌尤其是直肠癌也很敏感、准确。对于特殊患者，可以进行 CT 肠道成像检查。

磁共振检查

一般来说，肛肠科做磁共振检查主要是用于判断肿瘤良恶性、有无转移、肛周脓肿，以及肛瘘的大小、位置、深浅等。结肠炎不需要做磁共振检查，但如果病情反复发作，出血、疼痛逐渐加重，则提示不单单是炎症引起的，有可能是肠道其他病变引起的，因而建议先做磁共振检查以明确诊断，再决定治疗方案，切忌盲目治疗。

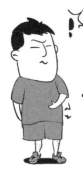

了解结肠炎的术前检查

① **血常规** 了解是否存在感染、贫血、凝血功能障碍等。

② **血型** 为因术中或术前失血过多而需要输血做准备。

③ **尿常规** 初步判断肾功能。

④ **肝肾功能** 进一步了解肝脏和肾脏的功能状态。

⑤ **凝血功能** 判断机体凝血机制是否正常，若凝血功能差，则术后很容易发生大出血。如果发现凝血功能不好或很差，应查明原因并采取解决措施后才能行手术治疗。

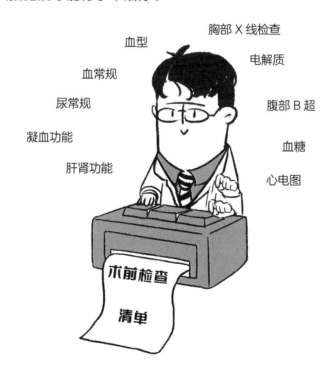

⑥ **电解质** 了解身体内环境是否平衡、有无电解质及酸碱失衡。通常应在术前将内环境调整平衡，否则术中容易出现失衡的相应症状。

⑦ **血糖** 血糖的正常会直接影响术后伤口的恢复。

⑧ **心电图** 了解心脏电活动是否正常，如有异常，医生会评估患者能否耐受手术。

⑨ **腹部B超** 了解腹部各重要脏器（肝、胆、胰、脾、双肾、前列腺、卵巢、子宫）的状态。

⑩ **胸部X线检查** 可以看到心脏、肺部的部分病变，对于评估患者当前的健康状态较重要。

以上这些检查都是评估患者当前身体重要脏器状况、能否耐受手术的重要指标，是目前术前的常规检查。另外，根据病情还可能做必要的专科检查，如电子结肠镜、钡灌肠等，以明确结肠炎病变的程度。

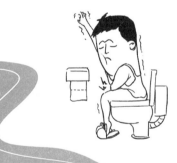

第四章

快速诊断不耽误

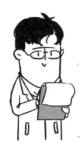

结肠炎的临床表现

肠内表现和肠外表现

◆ 肠内表现 ◆

① 腹泻 早期症状是腹泻，具有腹痛后产生便意、排便后疼痛缓解的特点。常发生在晨起和餐后腹泻，少数患者还会出现腹泻与便秘交替的现象。

② 腹痛 腹泻前出现腹痛，以胀痛为主。

③ 便血 轻者大便表面可有血液附着，重者可有大量便血，甚至鲜血直流，十分危险，必要时需进行输血治疗。

④ 便秘 少数患者会出现便秘，间隔 4~5 日才排便一次，粪便如羊粪样，重者即使吃泻药也无济于事。

⑤ 其他 伴有饱胀感、腹胀、嗳气、反酸、消瘦、乏力、肠鸣、失眠、多梦、怕冷等症状，重者可出现发热、心跳加速、身体虚弱、贫血等。

◆ 肠外表现 ◆

① 皮肤黏膜表现 如口腔溃疡、结节性红斑和坏疽性脓皮病。

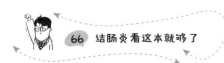

② **关节损害**　如外周关节炎、脊柱关节炎等。

③ **眼部病变**　如虹膜炎、巩膜炎、葡萄膜炎等。

④ **肝胆疾病**　如脂肪肝、原发性硬化性胆管炎、胆石症。

⑤ **其他**　如血栓栓塞性疾病、肾小球肾炎等。

当患者出现上述症状时，应及时就医，以明确病因，从而对症治疗。

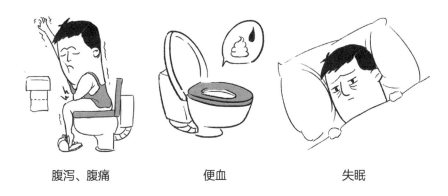

腹泻、腹痛　　　　　便血　　　　　失眠

最早期、最常见的症状是腹泻

为什么结肠炎患者会腹泻呢？随着医学研究的不断深入，目前大部分专家从以下几点考虑腹泻的原因。

（1）结肠动力自主神经系统功能紊乱。

（2）进入结肠的脂肪、糖类被细菌分解或产生过多的胆盐产物等。

（3）炎症活动期结肠的储钠功能和直肠收缩功能降低。

（4）炎性结肠吸收障碍，分泌水、电解

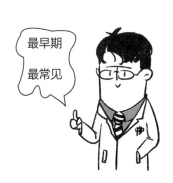

最早期

最常见

质紊乱。

（5）继发肠道感染时，细菌致毒素的致泻作用。

结肠炎患者体重会减轻

结肠炎患者出现体重下降的原因主要有以下几方面。

（1）食欲减退、没有胃口，长期腹痛、腹泻等症状或味觉功能减退都会导致摄入食物减少。

（2）溃疡性结肠炎是一种慢性疾病，长期慢性疾病会导致各种营养消耗增多。

（3）在疾病活动期会大量丢失蛋白质及其他营养物质，因而人体急需补充这些营养物质，但这对活动期患者来说尤为困难，从而形成恶性循环。

（4）由于肠道炎症和药物的不良反应，结肠炎患者可能会出现恶心、食欲差等症状，部分患者会把腹痛归咎于摄入的食物，因而产生畏惧食物、有意或无意避免吃一些食物，甚至完全不吃食物的情况，进而导致摄入减少。

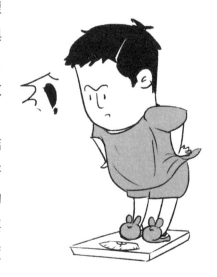

营养对每个人都很重要，对于结肠炎患者更是如此。恢复和保持良好的营养状态是结肠炎患者自我管理的重要原则，也是机体恢复健康的重要方式。而在实际生活中，丢失蛋白质和其他营养物质等均可能引起儿童和青少年生长发育迟缓；对于女性而言，体重下降会影响激素水平，导致月经紊乱，甚至闭经，进而影响正常生育；体重减轻还会影响个人状态，进而影响正常的学习、生活、工作。因此，如果出现营养状态变差、体重下降，应引起注意。

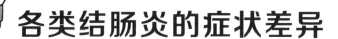

各类结肠炎的症状差异

炎症性肠病

溃疡性结肠炎的主要表现为黏液血便、腹泻、里急后重（排便急迫感及排便不尽感）、腹痛。

克罗恩病以右下腹痛多见，主要表现为腹泻、便血、乏力，严重者表现为发热、营养不良、肛周病变等。

缺血性结肠炎

缺血性结肠炎表现为左下腹突发绞痛，排便紧迫感，24 小时内排鲜红色或暗红色血便，甚至血性腹泻，腹痛常先于便血出现，多为轻中度腹痛。

伪膜性肠炎

伪膜性肠炎最主要的症状是腹泻，其腹泻程度和次数不一，可伴有下腹疼痛，症状多见于抗生素治疗 4~10 天内或停用抗生素 1~2 周内。

◆　感染性肠炎　◆

感染性肠炎多为急性发病，常伴有发热和腹痛。通常可自行好转，抗菌药物治疗有效。

◆　放射性结肠炎　◆

急性放射性结肠炎的症状多样且缺乏特异性，包括但不限于便血、便急、便频、腹泻、黏液便、里急后重和肛门疼痛。

慢性放射性结肠炎的主要表现为便血，可合并便急、便频、便秘、黏液便、里急后重和肛门疼痛等。

◆　化学性结肠炎　◆

化学性结肠炎的症状可与炎症性肠病、感染性结肠炎或伪膜性肠炎相似。

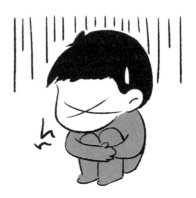

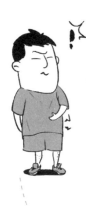

炎症性肠病占结肠炎家族的半壁江山，需要格外注意

溃疡性结肠炎

◆ 哪些人容易患溃疡性结肠炎 ◆

溃疡性结肠炎的发病机制尚未阐明，目前认为与黏膜屏障功能损伤、黏膜免疫失衡及肠道菌群紊乱密切相关，并且存在遗传易感性及环境因素参与。8%~14% 的溃疡性结肠炎患者有炎症性肠病家族史，患者一级亲属的发病风险是普通人群的 4 倍。现已发现超过 160 个基因突变位点与溃疡性结肠炎的发病有关，参与黏膜上皮修复、固有免疫调节等，但绝大多数的突变携带者最终不会发病。

越来越多的证据表明，环境因素在溃疡性结肠炎的发病中发挥重要作用。软饮料、高糖、红肉、缺乏新鲜蔬菜和水果的饮食方式均可增加溃疡性结肠炎的发病率，其具体机制可能与饮食习惯介导的肠道菌群结构和功能改变有关。研究发现，高糖饮食会增加粪便菌群中促炎的变形菌门的菌群比例，减少益生菌的丰度，同时降低肠道中短链脂肪酸水平，从而重塑肠道微生态、增加肠炎的易感性。

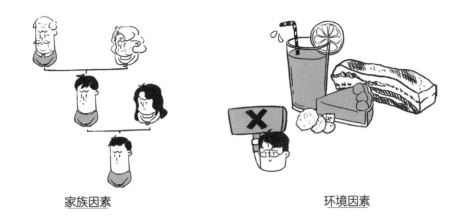

家族因素   环境因素

◆ 溃疡性结肠炎的临床表现有哪些 ◆

一般表现

①腹痛 轻者无腹痛或仅有腹部不适。一般有轻度至中度腹痛，系左下腹阵痛，可涉及全腹，有"腹痛、便意、便后缓解"的规律。

②腹泻 因炎症刺激所致，程度轻重不一，为本病最主要的症状。轻者每天3~4次，呈软便或糊状便，可混有黏液和脓血；重者数十次或腹泻与便秘交替出现。

③脓血便 为主要症状，粪便中含血液、脓液和黏液（又称黏液脓血便），脓血与黏液相互混杂而下，血色暗红。轻者每日2~4次，严重者可达10~30次，粪便呈血水样。

④大量便血 指短时间内大量肠出血，伴有脉率增快、血压下降及血红蛋白降低，需要输血治疗。

⑤肠穿孔 肾上腺皮质激素的应用被认为是肠穿孔的危险因素之一。

⑥其他症状 如腹胀、消瘦、乏力、肠鸣、失眠、多梦、怕冷等，

严重者有可发热、心跳加速、身体虚弱、贫血、失水、电解质紊乱和营养障碍等表现。

重要表现

❶ 肠道症状　溃疡性结肠炎患者腹泻每日数次，甚至10次以上，多为脓血便、黏液血便或血便。患者有时可排出大量透明样物质，内含坏死黏膜、浸润之炎症细胞和少许新液，表面可带少许血液，颇具特征。有的患者主要表现为下消化道大出血，腹痛轻者为隐痛，典型者为痉挛痛，常位于左下腹和下腹，有"腹痛、便意、便后缓解"的特点；个别患者无腹泻而有便秘。里急后重感是直肠受累的结果。其他消化道症状尚有腹胀、恶心、呕吐、食欲缺乏等。

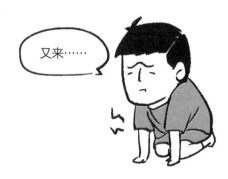

又来……

❷ 肠外表现　溃疡性结肠炎患者的全身表现较多见，如乏力、消瘦及急性期发热，常伴有皮肤、黏膜、关节、肝、肾、眼、口腔等系统性表现。有时肠外表现比肠道症状先出现，这时诊断较为困难。常见的肠外表现有口腔溃疡、皮肤结节性红斑、关节炎、强直性脊柱炎、脂肪肝、胆管周围炎、葡萄膜炎、结膜炎、角膜炎、尿路结石、间质性肺纤维化、血栓栓塞性血管病变、动脉炎等。

❸ 眼科疾病　葡萄膜炎和虹膜炎与炎症性肠病密切相关，但二者并不常见，在炎症性肠病患者人群中的发生率不足5%。葡萄膜炎是累及眼球整个中层的炎症性疾病。葡萄膜由虹膜、睫状体、脉络膜三部分构成。虹膜炎是指葡萄膜的虹膜部分发炎。当外界光线较强时，虹膜通过收缩瞳孔来调节眼睛的通光量。以上两种疾病均可导致眼睛疼

痛、红肿和视力模糊，通常仅累及一只眼睛。当肠道炎症处于活动期时，葡萄膜炎和虹膜炎尤其容易发生。因为这两种眼病会引起剧痛，所以发病时必须马上使用眼药水控制炎症。需要注意的是，只有眼科医生才能诊治葡萄膜炎或虹膜炎，而非验光师。另外，有的患者可能为由炎症性肠病治疗药物的不良反应引起的其他眼疾，其中最常见的是激素类药物引起的白内障，以及与使用免疫抑制剂相关的红眼病。

◆ 溃疡性结肠炎如何诊断 ◆

❶ 临床表现　持续反复发作性黏液脓血便、腹痛，伴有不同程度的全身症状。不应忽视少数只有便秘或无血便的患者，既往史及体检中要注意关节、眼、口腔、皮肤、肝、脾等肠外表现。

❷ 肠镜检查　①黏膜有多发性浅溃疡伴充血、水肿，病变大多从直肠开始，呈弥漫性分布；②黏膜粗糙呈颗粒状、质脆、易出血，或附着有脓性分泌物；③可见假息肉，结肠袋往往变钝、消失。

❸ 病理检查　黏膜活检是炎性反应，同时常可见糜烂、隐窝脓肿、腺体排列异常及上皮变化。

❹ 钡灌肠检查　①黏膜组织粗乱及/或细颗粒样变化；②多发性溃疡或假息肉；③肠管狭窄、缩短，结肠袋消失，可呈管状。

◆ 溃疡性结肠炎的轻重程度如何划分 ◆

❶ 轻度　最多见。腹泻日行 2~4 次，偶尔出现腹痛，直肠出血量少或无出血，体温正常，脉率小于 90 次/分，血红蛋白大于 80g/L，体重减轻小于 3kg，其他全身症状及体征少见，起病缓慢。

② **中度** 介于轻度与重度之间。

③ **重度** 腹泻较重，日行 6 次以上，腹痛持续或剧烈，肠出血量大、色鲜红，体温高达 39℃，脉率快（超过 100 次 / 分），血红蛋白小于 70g/L，血沉明显增快，血浆蛋白降低，体重减轻大于 5kg。

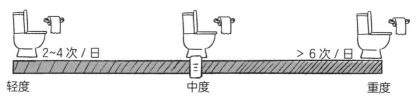

另外，溃疡性结肠炎按病变分期，可分为活动期与缓解期；按病变范围，可分为全结肠炎、区域性结肠炎、右半结肠炎、左半结肠炎、乙状结肠炎和直肠炎。

◆ 溃疡性结肠炎有哪些并发症 ◆

溃疡性结肠炎如果长期得不到有效治疗，就会发生严重的并发症，甚至危及生命。

① **大量便血** 便血是本病的主要临床表现之一。便血的多少是衡量病情轻重的指标，但有时难以绝对定量。这里所说的大量便血是指短时间内大量肠出血，伴有脉率增快、血压下降及血红蛋白降低，需要输血治疗。

② **肠狭窄** 多见于病变广泛、病程持续、病程 5~25 年以上的患者，狭窄部位多发生在左半结肠、乙状结肠或直肠。其发生原因多为黏膜肌层增厚，或假息肉呈团阻塞肠腔。临床上一般无症状，严重时可引起部分肠阻塞。

③ **肠穿孔** 肠壁脆弱、僵硬患者，容易发生穿孔。

④ **中毒性肠扩张**　是本病的严重并发症之一，多见于全结肠患者，死亡率高达44%。其临床表现为肠管高度扩张并伴有中毒症状，腹部明显胀气，最明显的扩张部位在横结肠，体检腹部可有压痛甚至反跳痛，肠鸣音明显减弱或消失。

⑤ **溃疡癌变**　溃疡性结肠炎反复发作可以导致局部癌变。

克罗恩病

克罗恩病的临床表现主要有以下几方面。

① **腹痛**　最常见。腹痛位置多在右下腹或脐周，呈间歇性发作，常为痉挛性阵痛伴腹鸣。常于进餐后加重，排便或肛门排气后缓解。

② **腹泻**　为本病常见症状之一。腹泻先是间歇发作，病程后期可转为持续性。粪便多为糊状，一般无脓血和黏液。

③ **腹部包块**　占10%~20%，位置多在右下腹与脐周。固定的腹部包块提示有粘连，多已有内瘘形成。

④ **瘘管形成**　常可作为与溃疡性结肠炎鉴别的依据。

⑤ **肛门、直肠周围病变**　包括肛门直肠周围瘘管、脓肿形成及肛裂等病变，有结肠受累者较多见。有时这些病变可为本病突出的临床表现。

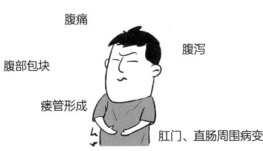

腹痛

腹泻

腹部包块

瘘管形成

肛门、直肠周围病变

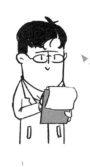

与炎症性肠病难以区分的疾病，需要医生帮助判断

肠易激综合征

肠易激综合征多由情绪极易波动、饮食种类或气候改变等因素诱发或缓解。病程一般较长，易复发，有季节性发作倾向，同时伴有身体其他方面的功能紊乱。实际上，本病是神经官能症或胃肠神经官能症的一部分，只是结肠功能紊乱的症状特别突出而已。其临床表现可概括如下。

（1）消化不良：主要感觉是腹胀，这是胃肠运动功能紊乱的一种反映。腹胀多在饭后不久发生，亦有午后加重的倾向，平卧后不能缓解。患者常过分关注腹胀，或因十二指肠-胃反流而见恶心、呕吐、胃纳减退等症状。

（2）腹痛：是肠道痉挛的一种反映，常伴随腹胀发生，以胀痛为主，偶尔亦可表现为绞痛。腹痛可以出现在腹部任何部分，但以左下腹为最多见，这可能与粪便壅积有关，常在便前疼痛明显，并在左下腹扪及条索状包块。由于腹主动脉搏动的传导，所以患者常自觉"包块跳动"，排便或排气之后疼痛缓解，"包块"也就不明显了。

（3）排便异常。

（4）神经官能症。

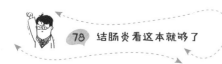

肠结核

肠结核除了有腹泻、腹痛、腹部包块等症状外，还有结核病的相关症状。

①腹泻 是溃疡性肠结核的主要表现。一般每天排便 2~6 次不等，粪便呈糊状或水样，量多而恶臭，不含黏液、脓血，不伴里急后重感。当病变广泛时，腹泻每天可达 10 余次，粪中带血，侵犯左半结肠时可见脓血，血便较少见。约 30% 的患者有腹泻与便秘交替出现，腹泻常有五更泻的特点。

②腹痛 80%~90% 的患者有慢性腹痛，以右下腹多见，少数在脐周或全腹，呈持续性隐痛，进食可诱发及加重疼痛。当并发肠梗阻或急性肠穿孔时，腹痛呈阵发性疼痛或疼痛加剧。

③腹块 30%~60% 的患者可扪及腹块，肿块常位于右下腹，位置较深、相对固定，质地稍硬，表面不平，有压痛。

④全身症状 常有结核毒血症表现，如低热、盗汗、消瘦、食欲不振、身体虚弱、贫血等。如果同时有肠外结核，则会有相应的症状，甚至因肠外症状突出而掩盖肠结核表现。

⑤并发症症状 ①肠梗阻：多为增生性肠结核，也可由环状溃疡愈合后瘢痕收缩使肠腔狭窄所致；一般为慢性不完全性肠梗阻，发作时腹痛呈阵发性加剧，伴有恶心、呕吐、腹胀及肠鸣音亢进等。②肠穿孔：发生率为 1%~10%，多为慢性穿孔，可在腹腔形成局限性脓肿，多见于右下腹。③瘘管形成：慢性穿孔可在肠与肠之间或肠与脏器之间形成瘘管，很难愈合，易导致严重营养不良。

沙门菌性肠炎

沙门菌性肠炎由食入被沙门菌污染的食物引起。其临床表现可见恶寒、发热、恶心、呕吐、腹痛、腹泻。本病可引起小范围流行，具有以下特点。

（1）污染后的食物多无色泽改变，亦无特殊气味，因而肉眼不能鉴别是否已被污染。

（2）沙门菌比较耐盐，在腌制的肉类中仍可生存数月之久。

（3）沙门菌毒素耐热，短时间煮沸不可破坏，多见于有病家畜（禽）的内脏、肉或血中。

（4）带菌鼠类粪便污染的食物，苍蝇、蟑螂携带细菌污染的食物，均为人类感染的来源。

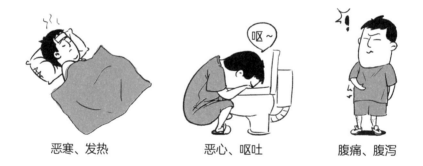

恶寒、发热　　　　恶心、呕吐　　　　腹痛、腹泻

细菌性痢疾

细菌性痢疾（简称菌痢）是由志贺菌属（痢疾杆菌）引起的肠道传染病。其主要症状是发热、腹痛、腹泻、脓血便、里急后重。菌痢病情轻重差别很大。

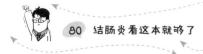

① **轻型菌痢**　多无全身中毒症状，无发热或微热，腹泻次数少，里急后重感轻微，病程为 1 周左右。

② **重度菌痢**　又称毒痢，若抢救不及时常可造成死亡。其临床表现多有高热（体温可达 41℃ 或更高），精神萎靡、嗜睡、谵妄甚至烦躁不安，儿童多易惊厥、昏迷，病情变化迅速，很快可出现循环衰竭的表现。

阿米巴肠病

阿米巴肠病是由溶组织阿米巴寄生于结肠内引起的大肠感染性疾病，典型的以痢疾症状为主，具有以下特点。

（1）起病多急，少数以恶寒、高热开始。

（2）大便迅速增至每日 10~20 次或更多，呈水样或血水样，伴呕吐、失水、虚脱、谵妄等中毒症状。

（3）通常儿童水盐代谢紊乱更为突出。

（4）腹痛、里急后重及腹部压痛明显。

（5）血白细胞多显著增加，易并发肠出血或肠穿孔，如不及时处理，可于 1~2 周因毒血症而死亡。

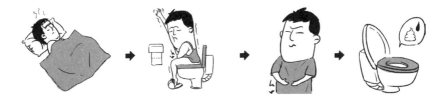

弯曲菌肠炎

　　弯曲菌肠炎是由弯曲菌感染引起的急性细菌性肠炎。其潜伏期一般为 3~4 天，感染弯曲菌后约 1/4 的人无症状。一般轻症患者 24 小时即可恢复，重症患者的表现较像中毒性痢疾。本病的特点具体如下。

　　（1）起病急，多以发热起病，体温可达 38℃以上，甚至达 39℃以上，一般可持续 2~3 天，同时伴有畏寒，个别患者可发生寒战。严重高热的幼儿可发生惊厥。

　　（2）都有腹泻症状，可持续 3~5 天，多数患者每日大便 10 次以内。

　　（3）腹痛以痉挛性疼痛为主，疼痛部位常在脐周围和下腹部，少数患者有上腹痛，个别患者可有右下腹痛，类似阑尾炎。腹痛持续时间较长，平均为 4.5 天，时间长者可持续 10 天以上。

　　（4）有的患者有里急后重、恶心、呕吐症状，一般 1 周内可恢复，但约 20% 的患者可复发或病程延长。

　　（5）本病可导致泌尿系感染、胆囊炎、反应性关节炎。个别体弱或老年患者可导致死亡；孕妇患空肠弯曲菌肠炎可引起流产、死胎或新生儿败血症、脑膜炎等。

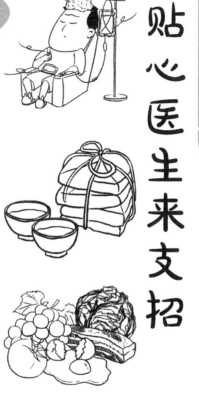

第五章

贴心医生来支招

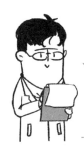

注意日常饮食和生活习惯

注重健康的饮食习惯

结肠炎患者经常腹泻，并且肠道吸收营养的能力减弱，多数会出现体重下降，甚至营养不良。因此，合理的营养供应在结肠炎治疗中发挥举足轻重的作用。那是不是多吃就可以了？答案当然是不可以的。过多的营养物质会加重肠道负担，使患者腹痛、腹泻等症状加重。只有饮食有节、三餐定量、营养均衡才能促进疾病早日康复。

结肠炎患者的总体饮食原则应遵循高蛋白质、低脂肪、低纤维素的高热量饮食，以补充所需的营养物质和能量，以及矿物质与维生素。

那么日常饮食需要注意什么呢？

（1）感染性结肠炎多因饮食不洁所致，所以保证食物卫生至关重要。如可疑腐败食物应该果断扔掉；不吃油炸、腌制、生冷、坚硬、辛辣刺激的食物；适度限制咖啡、酒、碳酸饮料等的摄入量等。

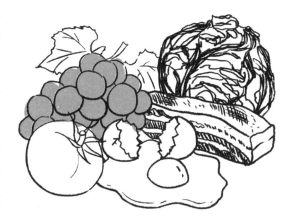

（2）由于人们的饮食习惯、身体状况各不相同，所以个体化饮食应运而生。如对海鲜过敏者，应减少海产品的摄入；对乳糖不

耐受者，应减少乳制品的摄入。

（3）以腹泻为主要表现的患者，应选低纤维饮食，减少粗纤维对肠蠕动的刺激，从而减轻胃肠道反应；以便秘为主要表现的患者，可以增加粗纤维的摄入，为肠道有益菌提供舒适的环境。

总之，建议结肠炎患者根据自己的病情与饮食习惯，制定个体化的饮食谱。

养成良好的生活习惯

众所周知，不良的生活习惯是导致结肠炎的原因之一。卫生环境差是感染性结肠炎的主要病原体来源，如大肠埃希菌、霍乱弧菌、沙门菌、副溶血性弧菌、芽孢杆菌等。因此，生活方式干预是预防和治疗结肠炎的重要手段。常言道"饭前便后要洗手"，这是降低感染性结肠炎发生率的有效方法。

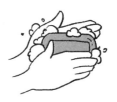

注意卫生

此外，生活方式干预对溃疡性结肠炎、克罗恩病等炎症性肠病的预防和治疗同样具有重要意义。

那我们可以做什么呢？

❶ 加强锻炼，提高身体素质，增强免疫力

可以选择跑步、游泳、登山、太极拳等运动中的一项或几项，但应根据自己的身体素质，选择合适的强度并持之以恒，若运动强度超过身体耐受范围则会适得其反。结肠炎患者急性发作期不宜过度运动，应保证充足的体力、睡眠和营养供应。

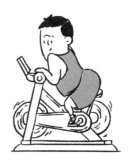

加强锻炼

② 加强心理建设，营造良好的社会环境

当前，心理、社会因素在疾病形成和发展中的
作用越来越受重视。慢性结肠炎由于长期反复
发作，常使人产生烦躁、焦虑、抑郁等负面情
绪，故患者应加强对疾病知识的学习和心理准
备。同时，社会因素在结肠炎治疗中的作用也
不容忽视。鼓励公众对健康知识的学习和对结

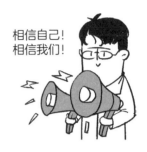

心理建设

肠炎患者的关心支持；鼓励医务工作者对相关知识的科学普及与宣教；
鼓励康复较快的患者分享个人经验；作为结肠炎患者家属，应该主动
了解病情、勤于沟通、提醒用药、督促复诊。

结肠炎的治疗

内科治疗与常用药物

◆ 治疗原则 ◆

（1）明确结肠炎的诊断和类型。正所谓"知己知彼，方能百战不殆"，只有明确了疾病的诊断和类型，才能选择适合的治疗方法，从而达到药到病除的目的。肠镜及病理检查是最为重要的两种检查手段，同时也是判断疾病治疗效果的方法。

（2）明确病变程度和范围，选择相应类型的药物。如对于志贺菌属、沙门菌、耶尔森菌、空肠弯曲菌等细菌感染所致的结肠炎，抗生素治疗有良好的效果，可以选择氧氟沙星、青霉素类药物治疗，也可以根据细菌培养及药敏结果选择敏感抗生素；阿米巴肠病需要进行抗阿米巴治疗；溃疡性结肠炎与克罗恩病主要选择氨基水杨酸制剂或糖皮质激素治疗；缺血性结肠炎和放射性结肠炎的治疗关键在于解除病因等。

（3）加强休息和营养，积极处理腹痛、腹泻等症状，密切关注和防治并发症与药物不良反应。感染性腹泻首选小檗碱（黄连素）；非感染性腹泻首选洛哌丁胺、地芬诺酯（二者属于抗胃肠动力药，宜在医生的指导下使用，避免诱发中毒性巨结肠）。另外，氨基水杨酸制剂和糖皮质激素的不良反应比较常见，用药期间需要重视。

（4）无论何种类型的结肠炎、何种治疗方式，都需要重视患者的全身治疗和支持治疗。因此，医生会依据患者的个体情况，科学制定综合性和个体化治疗方案，遵循整体的治疗原则。

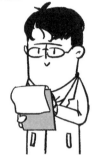

明确诊断和类型

明确病变程度选择用药

加强休息和营养

积极治疗

◆ 常用中药 ◆

1 固本益肠片

组成：黄芪、党参、白术、延胡索等。

功能：健脾温肾，涩肠止泻。

主治：用于脾虚或脾肾阳虚所致的慢性泄泻，症见慢性腹痛、腹泻、大便清稀或有黏液血便、食少腹胀、腰酸乏力、形寒肢冷、舌淡苔白、脉虚。

用法：口服，一次8片，一日3次。30天为1个疗程，连服2~3个疗程。

2 肠炎宁颗粒

组成：地锦草、黄毛耳草、樟树根、香薷、枫树叶等。

功能：清热利湿，行气止痛。

主治：风寒、湿热、伤食、脾虚引起的各种腹泻，适用于儿童或

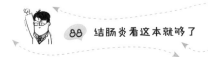

成人腹泻、小儿消化不良以及多种因素导致的急慢性胃肠炎、肠易激综合征、溃疡性结肠炎的治疗。

用法：口服，一次 10g，一日 3~4 次，小儿酌减，或遵医嘱。

禁忌：孕妇禁用。

注意事项：①饮食宜清淡，忌烟、酒及辛辣、生冷、油腻食物。②不宜在服药期间同时服用滋补性中药。③对本品过敏者禁用，过敏体质者慎用。④药品性状发生改变时禁用。⑤儿童必须在成人的监护下使用。⑥将此药品放在儿童不能接触的地方。⑦仔细阅读药品说明书，并遵医嘱使用。

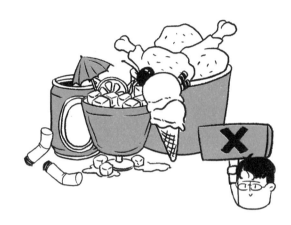

❸ 补脾益肠丸

组成：黄芪、党参、当归、白芍、木香等。

功能：补中益气，健脾和胃，涩肠止泻。

主治：脾虚泄泻、阳虚便秘、各种慢性结肠炎。

用法：一日 3 次，每次 6g（约一瓶盖），30 天为 1 个疗程。

禁忌：孕妇禁用；泄泻时腹部热胀痛者忌服。

◆ 常用西药 ◆

❶ 复方嗜酸乳杆菌片

本品通过补充益生菌，调节肠道蠕动、增强免疫功能、促进消化，是一种以生物学途径调整肠道菌群的生物制剂，具有四菌协同、胃肠同治等优点。本品为复方制剂，每片含嗜酸乳杆菌$5×10^6$个。辅料为淀粉、蔗糖。适用于肠道菌群失调引起的肠功能紊乱、急慢性腹泻、便秘、功能性消化不良、肠易激综合征、溃疡性结肠炎及小儿反复性腹泻、儿童消化不良等。

用法用量：口服，成人一次 1~2 片，一日 3 次。儿童用量请咨询医生或药师。

② 美沙拉秦肠溶片

本品由美沙拉秦组成，适用于溃疡性结肠炎及克罗恩病急性发作期的治疗。

用法用量：口服，常用剂量为 1.5g/ 天，一次 2 片（0.25g/ 片），一日 3 次。如果治疗剂量大于 1.5g/ 天，尽可能服用规格为 0.5g/ 片者。每次应在早、中、晚餐前 1 小时服用，将整片用足够的水送服，疗程应遵医嘱。

③ 盐酸伊托必利颗粒

本品是新一代促胃肠全动力药，主要成分为盐酸伊托必利，适用于功能性消化不良引起的各种症状，如上腹部不适、餐后饱胀、早饱、食欲不振、恶心、呕吐等。

用法用量：口服，一日 3 次，一次 1 袋（50mg），饭前 15~30 分钟服用。

④ 康复新液

本品为美洲大蠊干燥虫体的乙醇提取物，具有通利血脉、养阴生肌的功效。内服多用于瘀血阻滞，胃痛出血，胃、十二指肠溃疡的治疗，以及阴虚肺痨、肺结核的辅助治疗；外用多用于金疮、外伤、溃疡、瘘管、烧伤、烫伤、压疮创面的治疗。

用法用量：内服一次 10ml，一日 3 次，或遵医嘱；外用时将医用纱布浸透药液后敷于患处，感染创面先清创后再用本品冲洗，并用浸透本品的纱布填塞或敷用。

手术治疗

◆ 急诊手术 ◆

当患者出现突然剧烈的腹痛、腹部肌肉紧张拒按，或突然大量便血，甚至出现晕厥、四肢冰冷等症状，应立即行急诊手术。因为以上表现多为结肠穿孔、中毒性巨结肠，此时的手术目的是控制病情恶化，挽救患者生命。急诊手术主要包括以下 3 种。

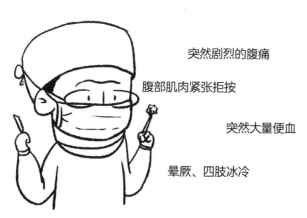

突然剧烈的腹痛

腹部肌肉紧张拒按

突然大量便血

晕厥、四肢冰冷

（1）结肠大部切除、回肠及乙状结肠造口。

（2）单纯回肠断端造口：只适用于因全身或局部原因不能行结肠大部分切除术的患者。

（3）回肠断端造口、横结肠或乙状结肠造口：适用于急性中毒性结肠扩张而又不能耐受结肠大部分切除术的患者，结肠造口后可达到减压、防止穿孔的目的。

◆ 择期手术 ◆

经急诊手术后，待患者情况稳定好转，可根据需要再行二期手术。当患者慢性结肠炎暴发性发作，病情重，经内科治疗1周后效果不满意、营养状况很差，难以维持正常的工作和生活，或结肠已成为纤维狭窄管状物，失去其正常功能而致持续腹泻，或已发生（或可疑发生）癌并发症，或已发生肠外并发症（特别是关节炎），不断加重时，经充分的术前准备，可行择期手术。

目前最有效的手术方式是将结肠和直肠全部切除，并把末端回肠牵至体外进行造口。

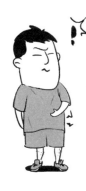

溃疡性结肠炎的治疗

药物治疗

溃疡性结肠炎药物治疗的主要目标是诱导和维持缓解，从而改善长期生活质量，降低外科手术切除及结肠直肠癌的发生风险。

传统药物治疗

溃疡性结肠炎的药物治疗应根据疾病临床类型、活动度、病变受累范围及既往治疗效果进行选择。

① **轻中度溃疡性结肠炎的诱导缓解治疗**　首选 5-氨基水杨酸。

② **中重度溃疡性结肠炎的诱导缓解治疗**　以口服糖皮质激素为主，可选择每日 0.75~1.0mg/kg 泼尼松或等量换算的其他激素作为起始治疗。

③ **急性重症溃疡性结肠炎的诱导及转化治疗**　首选方案为静脉激素治疗，具体为甲泼尼龙每日 40~60mg 或等量换算的氢化可的松，更大剂量的激素不会带来额外的治疗获益。

④ **溃疡性结肠炎的维持缓解治疗**　应根据诱导缓解治疗方案选择。

生物制剂治疗

多种生物制剂在难治性溃疡性结肠炎的治疗中显示出较多的优越

性和安全性，目前已获得美国食品药物监督管理局（FDA）批准用于溃疡性结肠炎临床治疗的生物制剂主要有英夫利西单抗、阿达木单抗、戈利木单抗和维多珠单抗。在溃疡性结肠炎治疗过程中，应考虑生物制剂的安全性，如果患者出现严重感染应立即停止用药。

◆ 中药治疗 ◆

溃疡性结肠炎属于中医学的"肠澼""泄泻""痢疾""肠风""脏毒""下利""滞下"等范畴。中医药具有多系统、多环节、多靶点调控的特点。中药以其安全、有效等特点在调控肠道菌群、改善肠道动力方面具有独特的优势。中医可以在辨证论治的基础上

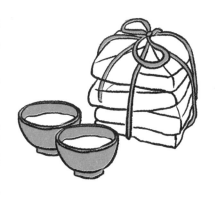

靶向给药，通过调节免疫功能、抗氧化、清除自由基、改善凝血功能、调节肠道菌群等多种机制治疗溃疡性结肠炎，改善临床症状，并且不良反应小、疗效稳定。

非药物治疗

◆ 粪菌移植 ◆

粪菌移植的本质是重建肠道菌群平衡，改变患者肠道菌群的组成，

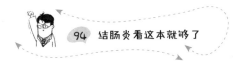

并可影响患者肠道黏膜细胞基因表达、肠道黏膜免疫功能及肠道生态环境，从而促进肠道受损黏膜愈合。

◆ 选择性白细胞吸附疗法 ◆

选择性白细胞吸附疗法通过使用填充有醋酸纤维素的吸附性血液净化器选择性吸附血液循环中过多的中性粒细胞、单核细胞和巨噬细胞，但选择性保留淋巴细胞。

◆ 干细胞疗法 ◆

干细胞可抑制过度活化和增殖的炎症细胞，增加抗炎因子的产生，调节失衡的免疫系统，其"归巢"特性可自主趋向炎症损伤及血供丰富的部位，促进结肠黏膜血管生成，使氧和营养物质可以输送到局部损伤组织，从而促进损伤结肠黏膜的修复。

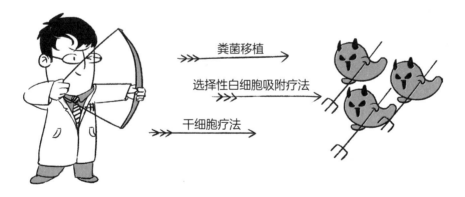

手术治疗

生长迟缓、癌变、难治性溃疡性结肠炎、并发症严重影响生活质量、激素依赖性溃疡性结肠炎和药物治疗依从性差等患者多考虑择期手术。在紧急情况下，如出血、穿孔、中毒性巨结肠、急重症结肠炎和挽救治疗无效等，在病情更恶劣之前进行手术治疗，可以减少手术并发症和死亡率。

◆ 术前注意事项 ◆

① **术前优化** 溃疡性结肠炎由于疾病反复发作，长期食欲缺乏，所以大多数患者术前存在营养不良，进而加重术后的并发症，甚至增加术后死亡的风险，而进食会加重疾病进展，故有效的营养支持对溃疡性结肠炎患者尤为重要。

② **心理准备** 医生了解患者的心理状况，有计划地介绍手术方式和相关知识，可以缓解患者术前的焦虑情绪，增强患者对治疗的信心，更好地配合手术治疗和护理。同时，医生也应取得家属的支持和配合。

③ **肠道准备** 术前 2~3 天应控制饮食，以流质饮食为主，术前要口服泻药清洁肠道，择期手术患者还需口服肠道不吸收的抗生素。

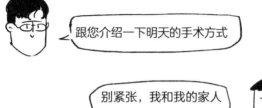

跟您介绍一下明天的手术方式

别紧张，我和我的家人都很相信你们！

❹ **药物对手术的影响**　溃疡性结肠炎患者经常会使用糖皮质激素、免疫抑制剂或生物制剂治疗，但这些药物尤其是糖皮质激素不利于术后伤口愈合、控制感染。因此，在条件允许的情况下，择期手术患者尽可能在术前停用并推迟一段时间再进行手术。

◆　术后注意事项　◆

❶ **饮食**　术后常规禁食，静脉补液，肛门或肠造口排气、排便后开始流质饮食，1 周后改为半流质饮食，2 周后改为普通饮食，宜选择易消化的少渣饮食。

❷ **预防静脉血栓形成**　溃疡性结肠炎患者的血液呈高凝状态，易发生围手术期血栓栓塞事件，这是导致病情恶化的重要原因之一，并成为溃疡性结肠炎患者死亡的第三大病因。因此，建议患者术后早期下床活动，并对低危及以上风险的手术患者进行预防性干预，包括机械预防（弹力袜或间歇充气加压泵）和药物预防（普通肝素和低分子肝素），一般推荐预防 7~14 天或直至出院。

❸ **肠造口护理**　溃疡性结肠炎患者术后消化道重建时，通常会使用永久回肠造口和保护性回肠造口，俗称"人工肛门"。一般位于右下腹，早期肠蠕动恢复后造口开始排气、排便，初始粪便稀薄，患者宜取右侧卧位（便于引流）。回肠造口粪便稀薄，对皮肤刺激性大，易引起皮肤糜烂，故造口袋裁剪需要适合造口大小，必要时请专业造口师指导处理。当造口出现狭窄、凹陷、出血、皮炎、狭窄等并发症时，应到造口伤口门诊和结直肠专科门诊就诊。

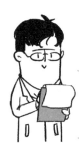

克罗恩病的治疗

克罗恩病无并发症时，支持疗法和对症治疗十分重要，可缓解有关症状；活动期宜卧床休息，高营养、低渣饮食；严重患者宜暂禁食，纠正水、电解质、酸碱平衡紊乱，采用肠内或肠外营养支持；贫血者可补充维生素 B_{12}、叶酸或输血；低蛋白血症可输白蛋白或血浆。柳氮磺吡啶、糖皮质激素或6-巯基嘌呤等药对控制活动期症状有效。解痉、止痛、止泻和控制继发感染等也有助于症状缓解。另外，补充多种维生素、矿物质可促进体内酶类和蛋白质的合成，同时具有保护细胞膜的作用。

药物治疗

◆ 水杨酸类 ◆

水杨酸类药物如柳氮磺吡啶和5-氨基水杨酸，适用于慢性期和轻、中度活动期患者。一般认为，柳氮磺吡啶不能预防克罗恩病复发。严重肝肾疾病、婴幼儿、出血性体质及对水杨酸制剂过敏的患者不宜应用柳氮磺吡啶及5-氨基水杨酸制剂。

◆ 糖皮质激素 ◆

糖皮质激素常用于中、重度或暴发型患者，对不能耐受口服者，可静脉滴注氢化可的松、甲泼尼龙或促肾上腺皮质激素，14 天后改口服泼尼松维持，通常在急性发作后尽快停用。

◆ 其他 ◆

对糖皮质激素或磺胺药治疗无效者，可改用或加用硫唑嘌呤、6-巯嘌呤、环孢素、他克莫司等其他免疫抑制剂，也可合用左旋咪唑、干扰素、转移因子、卡介苗及免疫球蛋白等免疫增强剂。此外，还可应用甲硝唑、广谱抗生素和单克隆抗体等。

手术治疗

手术治疗适用于完全性肠梗阻、肠瘘与脓肿形成、急性穿孔或不能控制的大出血，以及难以排除癌肿的患者。

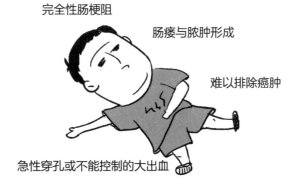

完全性肠梗阻
肠瘘与脓肿形成
难以排除癌肿
急性穿孔或不能控制的大出血

对肠梗阻要区分炎症活动引起的功能性痉挛与纤维狭窄引起的机械梗阻，前者经禁食、积极内科治疗多可缓解而不需手术。对没有合并脓肿形成的瘘管，积极内科保守治疗有时亦可闭合，合并脓肿形成或内科治疗失败的瘘管才是手术的指征。

手术方式主要是病变肠段的切除，手术切除包括病变及距离病变远、近侧 2cm 的肠段及其系膜。如无肠梗阻、穿孔等并发症，则不必做肠切除术。

由于本病手术治疗后多在肠吻合口附近复发，所以建议患者在术后 2 周开始进行预防性用药，持续时间不少于 3 年，并且术后应随访。

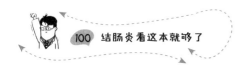

细菌性痢疾的治疗

一般治疗

卧床休息、消化道隔离（隔离至临床症状消失，大便培养连续两次阴性）。给予流质或半流质饮食，忌食生冷、油腻和刺激性食物。

抗菌治疗

由于志贺菌属对抗生素的耐药性逐年增长，并呈多重耐药性，所以应根据当地流行菌株的药敏试验或患者大便培养的药敏结果选择敏感抗生素。常用的抗生素有喹诺酮类（如诺氟沙星、培氟沙星、氧氟沙星、环丙沙星）、复方磺胺甲噁唑片、阿莫西林、头孢曲松、小檗碱等。

需要注意的是，喹诺酮类和复方磺胺甲噁唑片容易出现耐药性增加，因此儿童尽量不选用喹诺酮类药物；肝肾疾病、磺胺过敏及白细胞减少症患者忌用复方磺胺甲噁唑片。

对症治疗

◆ 治疗原则 ◆

① **保持水、电解质和酸碱平衡** 有失水者，无论有无脱水表现，均应口服补液；严重脱水或因呕吐不能由口摄入时，应采取静脉补液。

② **痉挛性腹痛** 给予阿托品或进行腹部热敷。

③ **发热** 以物理降温为主，高热时可给予退热药。

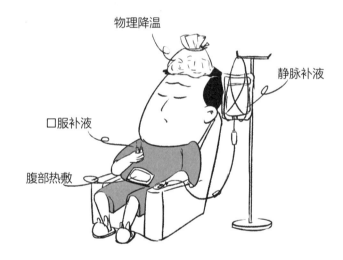

物理降温
静脉补液
口服补液
腹部热敷

◆ **中毒性菌痢的治疗** ◆

中毒性菌痢来势凶猛，应及时针对病情采取综合性措施抢救。

① **抗感染** 选择敏感抗菌药物，静脉给药，待病情好转后改口服。

② **控制高热与惊厥** 高热者给予物理降温和退热药，伴惊厥者可采用亚冬眠疗法。

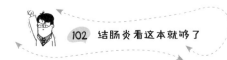

③ **循环衰竭的治疗** 基本同感染性休克的治疗，主要包括扩充有效血容量、纠正酸中毒、强心治疗、解除血管痉挛、维持酸碱平衡、应用糖皮质激素等。

④ **防治脑水肿与呼吸衰竭** 保持呼吸道通畅，吸氧；严格控制入液量，应用甘露醇或山梨醇进行脱水，减轻脑水肿。

◆ 慢性菌痢的治疗 ◆

① **寻找诱因，对症处置** 避免过度劳累和腹部受凉，忌食生冷饮食。体质虚弱者，可适当使用免疫增强剂；有肠道功能紊乱者，可酌情给予镇静、解痉药物。当出现肠道菌群失衡时，切忌滥用抗菌药物，立即停止使用耐药抗菌药物，改用乳酸杆菌等益生菌，以利于肠道正常菌群恢复。

② **病原治疗** 通常需联用两种不同类型的抗菌药物，且足剂量、长疗程。对于肠道黏膜病变经久不愈者，可采用保留灌肠疗法。

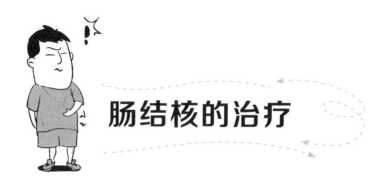

肠结核的治疗

肠结核的治疗目的是消除症状、改善全身情况、促使病灶愈合及防治并发症。本病强调早期治疗，因为肠结核早期病变是可逆的。

非手术治疗

◆ 休息与营养 ◆

充足的休息和营养支持可以帮助患者增强抵抗力，是治疗的基础。

◆ 抗结核药物 ◆

服用抗结核药物是本病治疗的关键。药物的选择、用法、疗程同肺结核。

◆ 对症治疗 ◆

1 **腹痛者** 可用抗胆碱能药物。

2 **摄入不足或腹泻严重者** 应注意纠正水、电解质与酸碱平衡

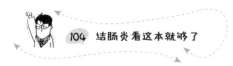

紊乱。

❸ **不完全性肠梗阻者** 需进行胃肠减压。

手术治疗

肠结核的手术适应证主要包括以下几点。

（1）完全性肠梗阻。

（2）急性肠穿孔或慢性肠穿孔瘘管形成经内科治疗未能闭合者。

（3）肠道大量出血经积极抢救不能有效止血者。

（4）诊断困难需剖腹探查者。

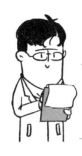

伪膜性肠炎的治疗

治疗原则

（1）防治措施主要是合理使用抗生素，用药要有明确指征（适应证）。

（2）必须使用抗生素时，首先要选用窄谱抗生素，慎用广谱抗生素。根据药敏试验，改用对原发病原因致病菌敏感的抗生素，轻者停用抗生素后肠道微循环可逐渐恢复，严重者需药物治疗。

（3）有脱水、电解质失衡和酸中毒者，应及时静脉补充足量的液体和钾盐等。补液量应根据失水程度决定，或口服葡萄糖盐水补偿氯化钠的丢失，纠正电解质失衡及代谢性酸中毒。

（4）出现休克症状者，应及时补充血容量，可输入血浆、白蛋白或全血。

（5）出现低血压者，可在补充血容量的基础上使用血管活性药物。

（6）肾上腺皮质激素可短期小量应用，以改善毒血症的症状。

非手术治疗

抗感染治疗

伪膜性肠炎一般应用甲硝唑和万古霉素治疗。甲硝唑适用于轻、中度患者，对重度或伴有并发症的患者疗效欠佳，主要不良反应有胃肠道反应，长期使用可能导致周围性神经病变。万古霉素可用于甲硝唑治疗失败、耐药或过敏者，以及轻、中度的孕妇和哺乳期患者，口服和直肠应用不吸收。

① **轻、中度伪膜性肠者**　可选择停用抗菌药物或口服甲硝唑。

② **重度伪膜性肠炎、复发风险高者**　可口服万古霉素。

③ **伴有并发症（如低血压、肠梗阻）者**　可联合应用万古霉素和甲硝唑。

粪菌移植治疗

粪菌移植治疗复发性伪膜性肠炎可将治愈率提高至 90%。粪便微生物中能抵御难辨梭状芽孢杆菌的具体成分尚不明确，但拟杆菌门和厚壁菌门是移植的关键。其适用患者包括反复发作的伪膜性肠炎（尤其是对万古霉素缓慢减量或冲击疗法无效）者、标准疗法（万古霉素或非达霉素）治疗 1 周无效的中度伪膜性肠炎者及标准疗法治疗 48 小时无效的重度或暴发性伪膜性肠炎者。

粪菌移植的近期与远期不良反应较小，轻度不良反应包括一过性发热、腹泻、呕吐、便秘等，严重不良反应如穿孔、出血、窒息等主要与粪菌移植的操作有关。

◆ 益生菌治疗 ◆

　　益生菌是能定植于肠黏膜的活的非致病菌，具有调节肠道菌群、保护肠道屏障和调节免疫的功效和一定的抗菌活性。益生菌治疗伪膜性肠炎的作用尚不确定，一般认为辅助使用益生菌能减少伪膜性肠炎的初发和复发，并且患者耐受好、严重不良反应少。但近年来也有报道指出，免疫缺陷或危重患者可出现益生菌相关性菌血症和真菌血症，因此伪膜性肠炎患者应遵循医嘱，合理使用益生菌。目前常用的益生菌包括乳酸菌、双歧杆菌、酵母菌、链球菌、肠球菌和芽孢杆菌属，可单独或联合使用。

◆ 免疫治疗 ◆

　　有研究表明，使用难辨梭状芽孢杆菌 A 和 B 毒素的单克隆抗体后，伪膜性肠炎的复发率较低，具体原因有待进一步研究。

手术治疗

　　暴发型伪膜性肠炎患者，内科治疗无效，病变主要在结肠，或有显著的肠梗阻、中毒性巨结肠、肠穿孔时，可考虑行结肠切除或改道性回肠造口术。

　　鉴于伪膜性肠炎的难治性和易复发性，预防是重中之重。首先，

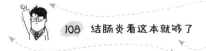

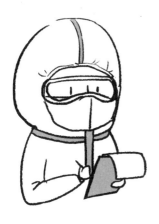

应切断传播途径，包括戴手套、穿隔离衣、注意手卫生、做好隔离、打扫环境卫生等，防止难辨梭状芽孢杆菌的孢子与患者接触。其次，要减少高危因素，最重要的是抗菌药物的合理应用与监管，尤其是克林霉素、头孢菌素类和喹诺酮类抗生素的应用。

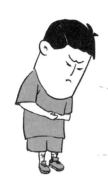

缺血性肠病的治疗

缺血性肠病是因肠壁缺血、乏氧，最终发生梗死的疾病，多见于动脉硬化、心功能不全的老年患者。本病病变多以结肠左曲为中心，呈节段性发生。造成结肠缺血的直接原因多为肠系膜动、静脉，特别是肠系膜上动脉因粥样硬化或血栓形成引起血管闭塞及狭窄。另外，心力衰竭、休克引起血压降低、肠局部供血不足也可成为发病原因。本病可分为急性肠系膜缺血（AMI）、慢性肠系膜缺血（CMI）和缺血性结肠炎（IC）三种。

保守治疗

◆ 一般治疗 ◆

（1）大多数可自行消退，无须特殊治疗。

（2）怀疑肠系膜缺血患者应立即禁食，必要时行胃肠减压、静脉营养支持。

（3）密切监测血压、脉率、每小时尿量，必要时监测中心静脉压或肺毛细血管楔压。

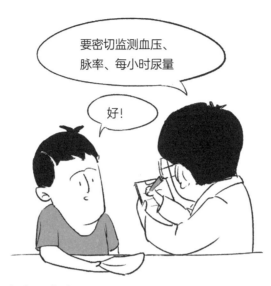

（4）积极治疗原发病。

（5）纠正水、电解质平衡紊乱。

（6）早期使用广谱抗生素预防菌血症。

◆ 药物治疗 ◆

1 急性肠系膜缺血（AMI）患者　①早期应用广谱抗生素。②应用血管扩张剂。③抗栓治疗：急性期给予抗血小板治疗，如阿司匹林或氯吡格雷、抗凝及溶栓制剂，主要适用于肠系膜静脉血栓形成。

2 慢性肠系膜缺血（CMI）患者　①调整饮食，少食多餐，避免进食过多或进食不易消化的食物。②餐后腹痛症状明显的患者，亦可禁食，给予肠外营养。③应用血管扩张剂。

3 缺血性结肠炎（IC）患者　①禁食。②静脉补液。③使用广谱抗生素。④积极治疗心血管系统原发病，停用血管收缩剂。⑤应用肛管排气缓解结肠扩张。⑥应用血管扩张剂。

介入治疗

（1）肠系膜上动脉主干阻塞、无明确肠管坏死证据、血管造影能够找见肠系膜上动脉开口者，可考虑首先采用介入治疗开通阻塞，如果治疗成功（完全或大部分清除栓塞）、临床症状缓解，可继续保留导管溶栓、严密观察，不必急于手术；如果经介入治疗后症状无缓解，即使开通了肠系膜上动脉阻塞，也应考虑手术治疗。

（2）存在外科治疗高风险因素（如心脏病、慢性阻塞性肺疾病、动脉夹层等）、确诊时无肠坏死证据者，可选择介入治疗。

（3）外科治疗后再发血栓、无再次手术机会且有进一步治疗价值者，可选择介入治疗。

手术治疗

内科治疗对轻度肠系膜动脉狭窄性疾病具有较好的疗效，但是对于中重度肠系膜上动脉狭窄或闭塞疗效较差，往往需要借助外科手术才能取得较好的效果。手术治疗对缺血性肠病的处理方式视患者的病情而定。

（1）患者需要立即禁食水，静脉输液给予营养支持，使肠道充分休息，必要时予以胃肠减压。

（2）对于重症患者，给予抗休克治疗，密切关注患者的血压、脉率、每小时尿量，必要时监测中心静脉压或肺毛细血管楔压，同时保持水、电解质平衡。

（3）治疗早期使用广谱抗生素可减少细菌的侵犯，并应用肛管排

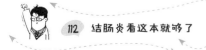

气减少结肠扩张。

（4）禁止使用血管收缩剂，可应用血管扩张剂，疗程为2~8天，病情顽固者需2周的时间。

（5）若患者腹部疼痛严重，出现肌肉紧张、反跳痛、发热及肠麻痹等现象，则表明肠内出现坏死，应立即手术治疗。

（6）约50%的患者经保守治疗后恢复良好，10天后恢复健康状态，但也有部分患者需进行手术治疗且恢复较差。

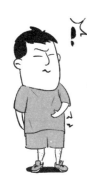

阿米巴肠病的治疗

阿米巴肠病是由溶组织阿米巴（痢疾阿米巴）寄生在结肠内引起的阿米巴痢疾或阿米巴结肠炎。阿米巴肠病的病原体是溶组织阿米巴，其寄生在人体结肠内，在环境适宜时滋养体侵入肠黏膜，破坏肠壁组织。本病的临床表现主要为腹部不适、腹痛、腹泻、寒战、高热等。阿米巴肠病具有传染性，在卫生条件较差地区的发病率较高，随着我国卫生状况的改善，目前急性阿米巴痢疾和脓肿已较少见。

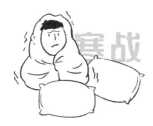
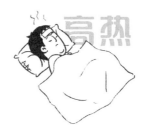

一般治疗

（1）急性期必须卧床休息，必要时给予静脉输液。

（2）根据病情给予流质或半流质饮食。

（3）慢性患者应加强营养，以增强体质。

病原治疗

❶ **甲硝唑**　对阿米巴滋养体有较强的杀灭作用且较安全，适用于肠内、肠外各型阿米巴肠病，为目前抗阿米巴肠病的首选药物。

❷ **甲硝磺酰咪唑**　是硝基咪唑类化合物的衍生物，疗效与甲哨唑相似或更佳。

❸ **吐根碱**　对组织内滋养体有较强的杀灭作用，但对肠腔内阿米巴无效。本药对控制急性症状非常有效，但根治率较低，需要与卤化喹啉类药物等联合应用。本药毒性较大，幼儿、孕妇、心血管病患者和肾脏病患者禁用。如需重复治疗，至少间隔6周。

❹ **卤化喹啉类**　主要作用于肠腔内而不是组织内阿米巴滋养体。对轻型、排包囊者有效，对重型或慢性患者常与吐根碱或甲哨唑联合应用。

❺ **其他西药**　如二氯尼特、巴龙霉素、泛喹酮等，均可作用于肠腔内阿米巴。

❻ **中草药**　如鸦胆子、大蒜、白头翁等。

需要注意的是，以上各种药物除甲硝唑外，往往需要2种或2种以上药物联合应用，才能获得较好的效果。

并发症的治疗

（1）在积极有效的甲硝唑或吐根碱治疗下，肠道并发症可得到缓解。

（2）暴发型患者有细菌混合感染，应加用抗生素。

（3）大量肠出血者可输血。

（4）肠穿孔、腹膜炎等必须手术治疗者，应在甲硝唑和抗生素治疗下进行。

通常肠阿米巴肠病若及时治疗，预后良好。如并发肠出血、肠穿孔和弥漫性腹膜炎以及有肝、肺、脑部转移性脓肿者，则预后较差。治疗后粪便检查阿米巴原虫应持续6个月左右，以便及早发现复发的可能。

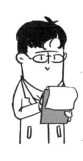

特殊人群结肠炎的治疗

孕妇结肠炎的治疗

炎症性肠病会遗传吗，会影响怀孕生子吗

家族史是炎症性肠病（IBD）发病的重要预测因素。

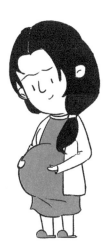

丹麦的一项涉及 520 万人的研究发现，IBD 患者后代患 IBD 的风险较普通人升高，IBD 患者一级亲属患溃疡性结肠炎和克罗恩病的概率分别是 1.6% 和 5.2%。父母双方均为 IBD 患者，其子女患病风险可高达 36%。

然而，IBD 并不是单基因遗传病，而是由遗传因素、环境因素和免疫因素共同作用而决定的。因此，不应顾虑子女患 IBD 的风险性而放弃生育的权益。

IBD 患者如何选择生育时机

IBD 女性患者常常会高估由于 IBD 导致不孕的风险。事实上，虽然活动期 IBD 患者的生育力会有所下降，但缓解期 IBD 患者的生育力与正常人大致相同。

影响 IBD 生育力的主要因素包括年龄、营养状况、疾病活动度和外科手术史。有研究表明，外科手术后 IBD 女性患者的受孕率会有所下降；溃疡性结肠炎患者行回肠储袋肛管吻合术（IPAA）后的不孕率可由 20% 升至 63%，但 IPAA 手术并不影响 IBD 女性患者体外受精的成功率；克罗恩病患者中，病情重度活动和外科手术后均会导致患者的不孕率有所升高；IBD 男性患者的生育力与普通人群无明显差异，但部分药物可能对生育力存在不良影响。

◆ 怀孕了还能服用治疗 IBD 的药物吗 ◆

IBD 患者常常会高估药物对妊娠的不良影响，而低估孕期病情复发的不良影响，因此正确指导患者合理用药，提高患者用药依从性，在整个孕期稳定控制病情尤为重要。

❶ 氨基水杨酸　建议 IBD 女性患者妊娠期间继续应用氨基水杨酸类药物维持治疗。由于此类药物会影响叶酸的吸收，而叶酸在神经管发育中起重要作用，所以 IBD 妊娠患者在服用氨基水杨酸类药物时，建议每日补充叶酸。

❷ 糖皮质激素　虽然糖皮质激素可能与妊娠期糖尿病、低出生体重儿、新生儿感染等有关，但其对中重度 IBD 患者控制病情的获益高于药物的潜在危害。泼尼松，通过胎盘率较低，是控制疾病活动性的首选。

❸ 免疫抑制剂　对经口服激素治疗达到症状缓解的非妊娠 IBD 女性患者，推荐应用硫嘌呤类药物维持缓解，如硫唑嘌呤（AZA）和 6-

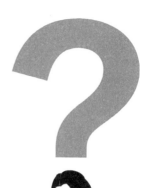

巯基嘌呤（6-MP）。目前，普遍认为 AZA 在妊娠期低危，其早产风险的增加并非与服用 AZA 相关，而是与 IBD 本身的疾病活动度相关，IBD 疾病活动度对胎儿的影响大于 AZA 药物本身的影响。

④ **生物制剂** 英夫利西单抗（IFX）是一种抗肿瘤坏死因子（TNF）单克隆抗体，建议患者应用 IFX 备孕 30~32 周停药，分娩后立刻重新应用。

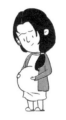

⑤ **抗生素** 对女性克罗恩病患者，妊娠是发生肛门直肠脓肿和直肠尿道瘘的重要危险因素，环丙沙星和甲硝唑在减少瘘管引流方面有明显作用。

妊娠期 IBD 病情加重了该怎么办

（1）溃疡性结肠炎女性妊娠期患者在 5-氨基水杨酸（5-ASA）维持治疗期间，如出现轻中度疾病突然加重，建议经口和直肠 5-ASA 联合用药以诱导症状缓解。

（2）在 5-ASA 或 AZA 维持治疗期间出现 IBD 复发者，推荐使用系统性糖皮质激素或 IFX 以诱导缓解。如因糖皮质激素耐药而出现病情突然加重，则推荐使用 IFX 治疗以诱导缓解。对于严重激素抵抗的妊娠期 IBD 女性患者，如已孕 37 周以上，建议优选提前分娩，以减少胎儿暴露于 IFX 的风险。同时，如果需要结肠切除，可在分娩同时行结肠切除术。

（3）病情加重患者，推荐行肠道超声或磁共振检查，若需要内镜检查，可考虑乙状结肠镜或结肠镜检查，最好推迟至妊娠中期进行。研究表明，妊娠期下消化道内镜检查并不增加内镜相关母体及胎儿的不良预后风险。

❖ IBD 患者能顺产吗 ❖

（1）研究表明，剖宫产或经阴道分娩后，肛周或肠道疾病复发率的差异无统计学意义。

（2）克罗恩病患者应避免会阴侧切，对于伴有活动性肛周疾病的克罗恩病妊娠期女性患者，应避免阴道分娩，推荐剖宫产以降低肛周损伤的风险。

（3）少部分 IPAA 患者因阴道分娩而影响储袋功能，所以推荐行剖宫产手术以降低肛门括约肌的损伤风险。

❖ IBD 患者能哺乳吗 ❖

IBD 女性患者往往因顾虑药物的不良影响而放弃母乳喂养。然而，事实上尽管大部分 IBD 药物在母乳中可被少量检出，但其影响微不足道，并且母乳喂养可能会保护后代并推迟后代患 IBD 的时间。

因此，对于 IBD 女性患者，5-ASA、糖皮质激素、硫嘌呤类药物和 IFX 可在哺乳期安全使用；哺乳期禁忌使用氨甲蝶呤（MTX）和环孢素；甲硝唑和环丙沙星的相关研究证据不多，但建议尽量避免哺乳期使用。

◆ IBD 患者能打疫苗吗 ◆

在妊娠期应用 IFX 治疗的 IBD 女性患者所生的婴儿，建议在出生后 6 个月内避免接种减毒活疫苗，若必须注射活疫苗，则应检测婴儿体内是否存在肿瘤坏死因子（TNF）抗体。具体注意事项如下。

（1）卡介苗为减毒活疫苗，建议由出生时接种推迟至 6 个月后接种，接种前行结核菌素试验。曾有报道妊娠期 IBD 患者接受 IFX 治疗后，婴儿在出生 3 个月接种卡介苗导致播散性牛型结核分枝杆菌感染而死亡的个例。

（2）口服脊髓灰质炎疫苗为减毒活疫苗，建议改为注射灭活脊髓灰质炎疫苗或灭活五联疫苗。

（3）轮状病毒为减毒活疫苗，一般于 2~3 岁每年服用 1 次，建议推迟至 6 个月后开始接种。

儿童结肠炎的治疗

由于 IBD 的病因不明，所以目前还没有治愈的方法，临床上常使用营养治疗以及糖皮质激素、免疫抑制剂以及生物制剂等药物来缓解临床症状，尤以营养治疗和生物制剂治疗在缓解 IBD 患儿临床症状上的效果最为显著。

◆ 营养治疗 ◆

补充营养可以减少免疫抑制剂的使用，促进儿童生长，是针对

IBD 诱因中的环境因素进行预防治疗的。

除了肠内营养禁忌或不耐受、严重营养不良和处于炎症急性期的患者应用肠外营养液外，一般都应用肠内营养。肠内营养主要包括多聚物、半要素和要素饮食 3 种饮食形式。食物结构包括改良的碳水化合物组分、半素食主义膳食，以及低发酵的寡糖、单糖、二糖和多元醇。

营养治疗不仅可以治疗 IBD、减轻临床症状并维持缓解期，甚至还可以预防 IBD 的发生。与药物治疗相比，营养治疗是一种非侵入性的、提前预防的、低不良反应的治疗方法，尤其在儿童 IBD 的治疗中更是必不可少的一部分。

◆ 生物制剂治疗 ◆

（1）抗肿瘤坏死因子 α（TNF-α）在促进黏膜愈合和低不良反应方面都强于免疫调节剂。其可以通过阻断 TNF-α 的各种肠道促炎作用来减轻 IBD 患者的肠道炎症反应，从而达到缓解临床症状的目的。

（2）2007 年，人鼠嵌合体 IgG1 单克隆抗体英夫利西单抗（IFX）经原国家食品药品监督管理总局正式批准用于克罗恩病的治疗。该药适用于 6~17 岁的儿童和青少年克罗恩病患者。

（3）若患者有如下情况，建议早期使用：①经足量激素或全肠内营养诱导，病情仍持续活动；②明显生长迟缓，身高 Z 评分 > −2.5；③合并严重骨质疏松症。

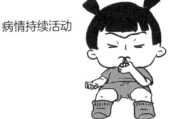

病情持续活动

明显生长迟缓

合并严重骨质疏松症

（4）对于6岁以下发病的极早发性克罗恩病患儿，使用前需签署知情同意书并进行伦理备案。

◆ 手术治疗 ◆

急性肠炎、皮质类固醇激素过度依赖及拮抗、免疫抑制剂治疗无效的溃疡性结肠炎患儿，属于难治性溃疡性结肠炎。外科手术是其有效的治疗方法。虽然大多数溃疡性结肠炎患儿不需要手术，但有25%~40%的儿童最终可能需要手术切除部分结肠。

另外，治疗不应限于治疗相关疾病症状，通过处理情感、社会和家庭所发生的变化，帮助孩子应对自己的状况也是至关重要的。在一些地区设有专门为IBD患儿设计的夏令营和相关活动。在这些项目中，孩子们不仅可以得到所需的医疗支持，而且会发现和其他有类似症状的孩子交谈是有帮助的。

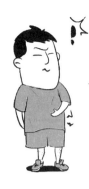

结肠炎的中医治疗

中医治疗原则

① **分清标本缓急**　溃疡性结肠炎的病机属虚实夹杂，活动期溃疡性结肠炎以邪实为主，浊毒血瘀之象明显，当急则治其标；缓解期当缓则治其本。

② **注重调气和血**　湿阻肠中，易碍气机运行，热邪煎灼津液可致瘀血形成，甚则热迫血溢、气血壅滞，肉败血腐随大便混杂而下，故调气行血法为治疗结肠炎的通用治则。

③ **扶正祛邪并重**　虚证痢疾应扶正祛邪，因为虚证久痢，虚实错杂，若单纯补益，则滞积不去，若贸然予以通导，又恐伤正气，故应虚实兼顾，扶正祛邪。

④ **整体治疗与局部治疗相结合**　在结肠炎的治疗中，口服与灌肠治疗紧密结合，整体脏腑辨证与局部用药相结合，内外合治，标本兼顾，在临床上取得了较好的疗效。

⑤ **以顾护胃气为要**　中医学认为，"人以胃气为本，而治痢尤要"。

常用的中医治法

① **化浊解毒法**　对于溃疡性结肠炎的治疗，化浊解毒法要贯穿始

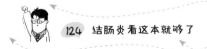

终，并灵活应用。常用的解毒方法有芳香化浊解毒法、通腑泄浊解毒法、淡渗利湿解毒法、清热燥湿解毒法和以毒攻毒化浊法。

② **健脾益气法**　治疗以健脾益气为主，治病求本，切中病机，可进一步改善病情。

③ **活血化瘀法**　临证欲活血化瘀，除需结合清肠化湿、调肝理气、调肺化痰、消积导滞等外，还应分清气虚、阳虚、血虚或阴虚，并且做到活血而不伤正。

④ **调肝理气法**　临证治疗应在健脾的同时，除用陈皮、枳壳、木香等理气药外，还应佐以疏肝或敛肝药，从而帮助恢复肝胆的疏泄功能和脾胃的运化功能。

⑤ **调肺化痰法**　欲调整大肠的传导功能，亦要调整肺脏的宣肃功能。

⑥ **消积导滞法**　临证常用山楂、神曲、鸡内金、莱菔子、枳实、木香、槟榔、大黄等消积导滞药，使积滞去、湿热清、痰湿化、气血畅、正气得以恢复，而不易复发。

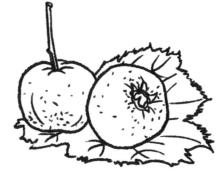

⑦ **益肾温肾法**　治宜温补肾阳，酌加熟附子、肉桂、补骨脂、益智仁、菟丝子等益肾温肾药，方选四神丸、真人养脏汤等加减。

⑧ **滋阴养血法**　临证需在健脾止泻的基础上，选择应用滋阴养血之品，如阿胶、当归、龙眼肉、白芍、生地黄、沙参等，方选驻车丸合归脾汤加减。

⑨ **敛疮生肌法**　脾主运化水湿、主肌肉，为气血生化之源，健脾益气可在一定程度上消除肠道黏膜水肿。

⑩ 收敛固涩法 注意溃疡性结肠炎缓解期伴有腹泻者，不可轻易使用固涩之品，以免"闭门留寇"，反使病情加重。

常用的中药

◆ 常用的内服中成药 ◆

① 浊毒内蕴型 可口服香连丸、苦参片、肠康片、虎地肠溶胶囊、结肠炎丸等。

② 寒浊内阻型 可口服理中丸。

③ 浊毒瘀阻型 可口服裸花紫珠片、血府逐瘀胶囊等。

④ 浊毒损阳、脾肾虚寒型 可口服固本益肠片、四神丸等。

⑤ 脾胃虚弱型 可口服补脾益肠丸、小建中颗粒等。

◆ 常用的外用中药 ◆

① 中药灌肠 可选用锡类散、云南白药散、溃结灌肠液（南京市中医院全国肛肠中心制剂）。

② 脐部敷贴法 可用云南白药1瓶（4.0g）+万应止痛膏20ml调匀后，每次取2~3g填入脐部，同时在脐部敷贴温灸膏，每日早、晚各1次。

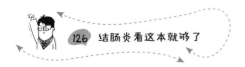

中医特色疗法

① 针刺疗法　常用穴位有脾俞、天枢、足三里、大肠俞、气海、关元、太冲、肺俞、神阙、上巨虚、阴陵泉、中脘、丰隆等。

② 灸法　常用穴位有中脘、天枢、关元、脾俞、大肠俞等，可采用回旋灸或雀啄灸法。

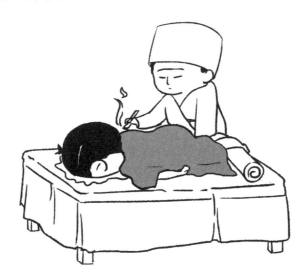

③ 推拿疗法　背部两侧膀胱经使用推摩法、双手拇指推法治疗，从膈俞水平到大肠俞水平；肾俞、命门等穴使用小鱼际擦法；膈俞、膏肓俞、脾俞、胃俞、大肠俞等穴使用拇指按法。

④ 穴位贴敷疗法　常用药物有炮附子、细辛、丁香、白芥子、赤芍、生姜等，可根据辨证用药加减。常用穴位有上巨虚、天枢、足三里、命门、关元等。

⑤ 穴位埋线疗法　常用穴位有中脘、足三里、天枢、大肠俞等。脾胃虚弱者，配脾俞；脾肾阳虚日久者，配肾俞、关元、三阴交；脾胃有湿者，配阴陵泉。

溃疡性结肠炎的中医外治法

◆ 耳穴贴压法 ◆

在常规口服中药治疗的同时做耳穴贴压。取脾、大肠、内分泌、皮质下等穴，局部消毒后，将粘有王不留行籽的胶布（大小为0.4cm×0.4cm）贴在相应耳穴上，每日按压3~5次，每日每穴按压10~20下，三穴配伍能缓解灌肠后的不适症状，延长保留灌肠时药液在肠道内的存留时间；调节机体免疫功能，补充微量元素，促进肠道溃疡愈合。此法不仅可提高治疗效果和护理质量，而且简便经济，无明显不良反应。

◆ 隔姜灸 ◆

生姜辛温，偏于发散，既能温通经络，又能直达病所。艾叶具有芳香走窜的特性，燃烧时所散发出的温热与特殊气味，能够快速疏通人体经络，加速气血循环，使寒凝得散、气血通调。取神阙、天枢穴，上置厚度为3~4cm鲜姜片（用三棱针扎数个小孔），以艾条隔姜灸。每日1次，每次20分钟，10次为1个疗程，每个疗程间隔2天。脐部的神阙穴为任脉的要穴，既与十二经脉相通，又与十二脏腑和全身相连，具有理肠止泻、健脾和胃止痛、调理阴阳等作用。由于艾火不易控制，所以一定要注意防止烫伤。

◆ 中药足浴 ◆

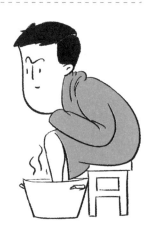

中药足浴是用中药煎煮取汁泡脚的一种保健治疗方法，是我国传统外治法之一。人体的足掌约有 300 多个穴位，67 个反射区，运用不同方法刺激这些穴位和反射区可以促进血液循环，增强内分泌系统功能，调节人体各部分功能。

◆ 中药灌肠疗法 ◆

中药灌肠疗法是治疗溃疡性结肠炎的一个重要方面，不仅充分发挥了内治法的整体治疗作用，又具备了外治法的局部治疗和物理治疗作用，也是一种高效安全的治疗方法。其主要体现在清热解毒、活血止血、收敛生肌三个方面。

❶ **清热解毒**　常用药有锡类散、鸦胆子、大黄、青黛、黄连、黄柏、白花蛇舌草、虎杖等。

❷ **活血止血**　常用药有云南白药、三七粉、五灵脂、生蒲黄、地榆、红藤等。

❸ **收敛生肌**　常用药有白及、石榴皮、肉豆蔻、枯明矾、五倍子、五味子等。

需要注意的是，灌肠药物应避免过凉导致腹泻或过热烫伤肠道黏膜。剂量一般为 50~60ml，以能长时间保留为度，不可贪多，待适应后可适当加量。

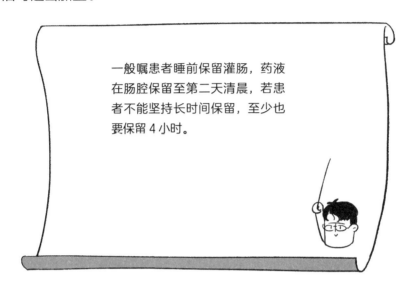

一般嘱患者睡前保留灌肠，药液在肠腔保留至第二天清晨，若患者不能坚持长时间保留，至少也要保留 4 小时。

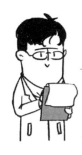

治疗结肠炎的注意事项

不能滥用抗生素

对于感染性结肠炎、直肠炎如细菌性痢疾等，选择有效的抗生素可迅速控制感染，其治疗方法是正确合理的。然而，对于非感染性结肠炎、直肠炎如溃疡性结肠炎、克罗恩病等，使用抗生素并不能取得理想的效果。

溃疡性结肠炎和克罗恩病统称为炎症性肠病，其病因至今尚未完全明确，考虑与免疫、遗传等诸多因素有关，除在合并感染时使用抗生素外，平时滥用抗生素是有害无益的。

滥用抗生素会造成肠道菌群失调等不良后果。没有正确的诊断就没有正确的治疗，结肠炎、直肠炎患者在尝试各种治疗方法之前一定要弄清楚自己的病究竟属于哪一种类型。

不能滥用激素

俗话说："有病乱投医。"溃疡性结肠炎的病程长，时好时犯，患者往往有这样的体会：一种药物在最初使用的一段时间里，病情得到控制，疗效明显，随着用药时间的延长，疗效越来越差。于是，有的患者到处寻求治疗结肠炎的有效药物，这就为无孔不入的"江湖游医"施展骗术创造了时机。一些包治百病的江湖游医会向患者推荐"一用就灵"的治疗结肠炎的特效药，这些所谓的"特效药"的主要成分其实是激素类、吗啡类制剂，一经使用会使腹痛、腹泻、黏液脓血便等症状暂时缓解，造成用药后明显见效的假象，从而迷惑患者，殊不知这样做对疾病的预后和转归埋下了隐患。滥用激素常可导致溃疡性结肠炎复发和加重、激素依赖型结肠炎。有的溃疡性结肠炎患者轻信"江湖游医"的所谓"灵丹妙药"，拿自己的生命和健康开玩笑，付出了沉重的代价。因此，建议在专业医生的指导下用药，切不可滥用激素。

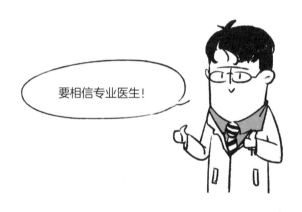

要相信专业医生！

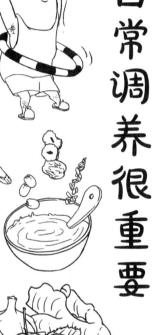

第六章

日常调养很重要

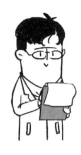

情绪对肠炎的影响

说到情绪致病，有个典型的例子就是在门诊经常听患者说："医生，我结肠炎一碰到生气或者紧张就加重，就腹泻。"这其实与目前的热点话题"脑－肠轴"有关。

近年来，许多研究表明，脑和大肠之间存在着一个复杂的神经－内分泌互通渠道，称为"脑－肠轴"。脑－肠轴是胃肠道功能与中枢神经系统相互作用的双向调节轴。焦虑、抑郁、肥胖、自闭症、肠易激综合征、糖尿病、帕金森病、阿尔茨海默病等，都被发现与肠道菌群异常有关，其中神经－内分泌－免疫网络是它们之间重要的联结方式。在消化道疾病中，消化不良、肠易激综合征都与情绪有密切关系。情绪影响大肠活动，而大脑通过神经－内分泌轴影响胃肠道活动。

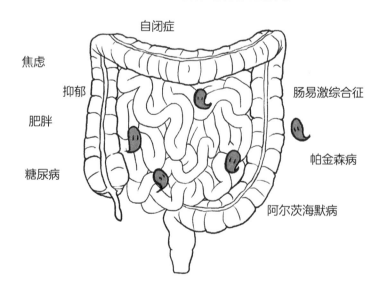

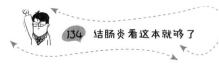

　　支配胃肠道的神经包括交感神经和副交感神经两类。副交感神经可以促进胃肠动力，兴奋胃肠道，促进消化液的分泌；而交感神经基本相反，是抑制胃肠运动的。当情绪紧张、焦虑时，交感神经会兴奋，从而导致胃肠道运动受抑制，时间长了就容易出现胃肠病。

　　这种情况在中医里称为"思虑伤脾"。《素问·举痛论》曰："思则心有所存，神有所归，正气留而不行，故气结矣。"思虑过度，气结于中，脾不升清，则水谷不能运化，气血生化无源，于是就可能出现神疲乏力、头目眩晕、不思饮食、脘腹胀闷、泄泻等症；思虑劳神过度，也可能损伤心脾气血，导致心脾气血两虚，从而出现心悸、失眠、眩晕、健忘、面色萎黄无华、食欲不振、腹胀、便溏、神疲乏力等症；思虑过度，若气机郁结阻滞，导致脾的运化失常、胃的受纳腐熟功能失职，便会出现纳呆、脘胀等症，进而聚湿生痰而生他病。

日常生活中的饮食调节

现在我们生活在信息时代，很多慢性结肠炎患者会在网上寻求饮食治疗方法，尤其是炎症性肠病患者，由于其复发特性，所以需要严格控制饮食以减少复发。临床上经常看到患者很苦恼地说："我已经非常配合治疗了，平时生活非常注意，但还是控制不住病情，而且一有风吹草动就犯病。"这样久而久之，就会使患者造成很大的精神负担。实际上，并没有足够的科学研究证据支持饮食可以阻止疾病的进程。治疗炎症性疾病主要是依靠有效药物治疗，但注意饮食、精神等因素可以大大减少复发的诱因。

日常食物如何分阴阳

中医学有"取象比类"的说法，如不同食材可以按其外形、味道、颜色、生长条件和进入人体后产生效用进行分类。经过几千年的经验积累，人们按寒热温凉作用把食物的性质分为了阴性和阳性。

阴阳之道贯穿中医学始终，古人有"阴阳者，天地之道也"的说法。人的体质有寒热之别、阴阳之分，食物也一样有。如日常生活中，我们经常会脱口而出："我最近上火了，不能吃太多上火的东西。"其实，这类"上火"的东西就属于阳性食物。而有的人一吃凉的食物就胃痛、腹泻，喝水必须喝热水才舒服，夏天一进空调屋就感冒，这类人一般不喜欢吃多汁的水果，因为这些水果往往属阴性食物。

古人认为，阴性的食物性凉，能使人的身体镇定清爽、消火去燥；阳性的食物偏热，刺激性强，能增加活力。只有在饮食上取得阴阳平衡，身体各脏腑才能和谐有序地运行。既然阴阳食物都有其显著的特征，那么具体怎么判断食物的阴阳属性呢？

从味道来看，苦味、辛味、辣味的食物属于阳性，如生姜、韭菜、大蒜等；而酸味、甜味、咸味的食物属于阴性，如山楂、海藻等。

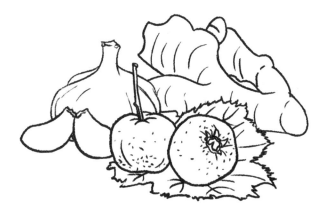

从植物的形状来看，根、茎食物属阳性，如洋葱、连藕、红薯、芋头、土豆等；叶类食物属阴性，如白菜、菠菜、卷心菜等。

从季节来看，成熟于夏季的食物多属阴性，如西瓜、西红柿和茄子在夏季成熟，所以属于阴性；成熟于秋季或冬季的食物多属阳性，如胡萝卜和藕在冬季成熟，故属阳性。

因此，结肠炎患者选择食物时也和食物的偏性有关。

结肠炎患者的饮食应注意什么

结肠炎急性期

（1）结肠炎发作往往有腹痛、腹泻等症状，这时就需要调整饮食，以半流质或流质饮食、少渣和低纤维饮食为主。注意应少量多餐，以减轻肠道负担，促进摄入食物的消化吸收。同时，应记录饮食日记，以便于发现可能导致症状加重的食物，避免今后食用。

（2）结肠炎急性期（活动期）症状较重者，可以考虑在医生的指导下接受全胃肠外营养或口服肠内营养液来替代常规饮食。进行胃肠内特殊营养供应，用量应遵循个体化原则，仔细咨询医生。一般不建议长期采取全胃肠外营养（静脉营养），应根据腹痛、腹泻及便血情况逐渐恢复至经口饮食或肠内营养。

（3）腹泻时，保持机体有充足的水分非常重要，可以饮用果汁、柠檬汁、水果茶等，同时补充盐分。另外，少渣、低纤维饮食对结肠炎患者也是非常有帮助的，如白面包、白米饭、花生酱、肉汤、炒熟

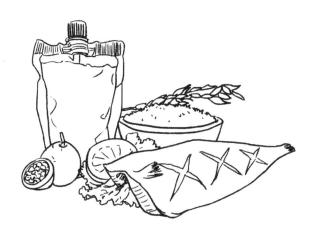

的蔬菜嫩叶、去皮土豆、蒸熟的鱼等，并使用菜籽油和橄榄油，进食宜少量多餐。

（4）当病情缓解，逐步向正常饮食过渡时，可以先进食一些高能量的饮品和少量面包。如果能够耐受，再进一步以果汁或蔬菜汁、土豆、米糊或面糊、低脂奶酪、午餐肉、瘦肉或鱼类等易消化食物为主，逐渐过渡到正常饮食。

◆ 结肠炎缓解期 ◆

当疾病处于缓解期，正常人饮食中的大部分食物对于结肠炎患者来说没有禁忌，如肉类、鱼类、禽蛋类、牛奶和奶制品，这些都是可以提供必需氨基酸和其他营养物质的食物。但需要注意以下几点。

（1）在食物加工时必须做到煮透、煮烂；烹调要简单化，少用或不用无营养价值或有害的且有刺激性的色素、香料和调味品。

（2）避免食用容易导致腹痛、腹泻的食物，以少食或不食为宜。

（3）不宜食油炒、煎炸类食物，并且对于生的、半生的、腌制的、酿造的、粗糙的、辛辣的、油炸的、油腻的以及不新鲜的食物和菜类，都需要忌口。

（4）限制摄入纤维含量高的食物。

（5）忌烟、忌酒。

（6）产气的食物要少吃，如土豆、红薯、南瓜、各种甜食、碳酸饮料、糖醋食物等。

（7）不宜食用坚硬的食物（如腊肉、火腿、香肠等）、过烫的食物（如火锅、热茶等）、刺激性强的食物（如辣味重的食物）、理气活血的寒性食物（如萝卜、山楂、苦瓜等）。

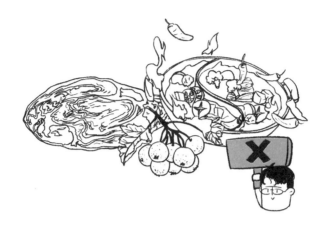

（8）尽量不吃寒性食物，如鸭、梨等，尤其是刚从冰箱里拿出来的食物，包括棒冰、冰西瓜、冷饮等。

（9）应强调饮食规律、定时定量、细嚼慢咽，这对结肠炎患者的恢复大有裨益。

慢性结肠炎患者只能喝粥吗

人们常说"粥养人"，中医特别强调喝粥。由于粥能顾护胃气、滋养生津，所以很多食补、药膳方法，不是汤就是粥，用于调养胃肠病以及便秘、失眠等慢性病。

结肠炎急性期过后恢复进食的首选饮食应以半流质和流质为主，粥就是最好的选择，而且最好是稀粥。一般来说，肠内营养比肠外营养更好，尽早进食有利于恢复肠道正常的功能和肠道菌群的平衡。

不过，患者应循序渐进，因为肠胃经过一场"恶战"后，已经饥肠辘辘、十分虚弱了。首先应补充的是一些水分和营养，选择易消化、吸收的饮食物，这时粥就是较好的选择。后期，随着患者消化功能的恢复，人体活动的增多，由于粥带来的营养有限，所以需要调整饮食，不能只喝粥，而是应该营养均衡、结构合理。

下面介绍几种食疗粥供参考，结肠炎患者可根据自己的具体情况选用。

黄连白头翁粥

【用料】白头翁 50g，黄连 10g，粳米 30g。

【制法】将黄连、白头翁放入砂锅水煎，去渣取汁，再向锅中加清水 400ml，煮至米开花，加入药汁，煮成粥即可。每日 3 次，温热服食。

【功效】清热解毒凉血，适用于中毒性痢疾等。

芋头大蒜汤

【用料】萝卜 30g，芋头 12g，大蒜 10g，白砂糖 15g。

【制法】将芋头、萝卜、大蒜放入锅中，加水 500ml，煎取 200ml，加糖拌匀即可。每次 100ml，每日 2 次，加糖调服。

【功效】止腹泻。

乌梅汤

【用料】乌梅 250g，干山楂 250g，桂花 50g，甘草 50g，冰糖 50g。

【制法】乌梅和干山楂先加水泡开，随后连同桂花和甘草用纱布包起来。向锅里加水适量，放入纱布包，大火烧开，煮沸后加入适量冰糖（或具有染色作用的红糖）。再转小火熬煮 6~7 小时，在水大约被熬去一半的时候，乌梅汤也就做成了。随量食用。

【功效】清热解毒，利尿去湿，止泻。

莲山粉

【用料】莲子肉 500g，山药 500g，薏苡仁 500g，芡实 500g。

【制法】先将莲子肉、山药、薏苡仁、芡实分别放入砂锅内，用小火炒至略焦黄，然后分别放进打粉机内打成药粉，再将这 4 种药粉混合，用干燥的玻璃瓶装起。每次服用 30g，用温开水调成稀糊状服食，每日数次。

【功效】健脾止泻，适用于脾虚腹泻。

桂芪粥

【用料】肉桂 6g，黄芪 30g，炙甘草 9g，白米 100g，白糖适量。

【制法】用清水将黄芪、白米洗净备用。将黄芪、肉桂、炙甘草一同放入砂锅内，加水 600ml，用中火煮 20 分钟，然后捞出药渣。再加入白米一同煮粥，待粥将熟时，加入适量白糖调匀，稍煮即可。早、晚各服 1 次。

【功效】温阳散寒，用于虚寒性慢性腹泻。

焦米粥

【用料】粳米 100g。

【制法】用清水洗净粳米后放入砂锅内，小火炒至焦黄色，然后加适量清水，用小火煮成稀饭，待温后服食。每日可服 2~3 次。

【功效】健脾止泻，用于脾虚泄泻、食积。

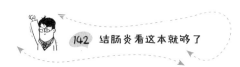

参莲大枣粥

【用料】党参 10g，莲子 10g，大枣 10 枚，粳米 50g。

【制法】党参、莲子研末备用，大枣用水略煮、去皮核，取枣肉切碎。以煮枣水将枣肉、党参粉、莲子粉和粳米同煮为粥。早、晚各温热服食 1 次。

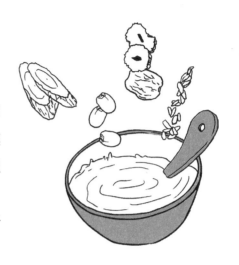

【功效】益气健脾止泻，适用于脾胃虚弱。

山药薏米粥

【用料】生山药、生薏苡仁各 60g，柿饼 30g。

【制法】先把薏苡仁煮至烂熟，然后将山药捣碎、柿饼切成小块，同煮成糊粥。可当饭食用。

【功效】健脾益胃利湿。

荔肉莲子山药粥

【用料】干荔枝肉 50g，山药、莲子各 10g，大米 50g。

【制法】将干荔枝肉、山药、莲子捣碎，加水适量，煎煮至烂熟时，再加入大米煮粥。可当饭食用。

【功效】健脾止泻。

马齿苋粥

【用料】马齿苋 30g（鲜马齿苋 60g），粳米 100g。

【制法】将马齿苋洗净、切段（长约 2cm），粳米淘净后放入锅内，加马齿苋段和适量清水，用武火煮沸后转用文火，煮至米熟即可。每日 2 次，早、晚餐食用。

【功效】清热止痢。慢性脾虚泻者忌服。

结肠炎患者能吃辣吗

辛辣食物是指尖锐而强烈刺激性的食物，包括葱、蒜、韭菜、生姜、酒、辣椒、花椒、胡椒、桂皮、八角、小茴香等。可能与药物产生不良反应的辛辣食物有姜、小茴香、芹菜、鼠尾草、鹿香草干碎叶、姜粉、银杏叶等。其中很多食材都属于中药材，建议阳热体质者不宜食用，一般少量的烹饪可适量食用。

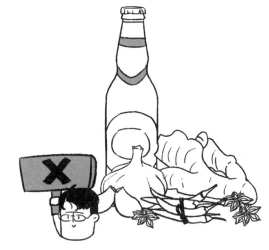

对于辣椒，尤其是辣度特别高的品种，也不建议结肠炎患者食用。辣椒中所含的辣椒素可以开胃、增进食欲，但过量食用可引起唾液大量分泌、胃肠道黏膜充血、胃肠蠕动增强甚至痉挛，出现胃部灼

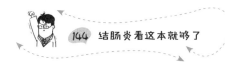

痛、排便次数增加、大便稀或呈糊状、肛门灼热、痔疮加重，甚至肛裂。适量摄入辣椒可以帮助消化，补充维生素 C，对人体有益；但过量食用可以引起上述症状，尤其是溃疡性结肠炎、溃疡病、慢性胃炎、慢性肠炎、高血压、痔疮、肛裂等患者，不宜食用过多辣椒，并且不宜饮酒和进食生冷食物，以免加重肠炎或导致疾病复发。

喝牛奶腹泻等饮食不耐受是怎么回事

生活中，有些人喝牛奶就会腹泻，但如果换成酸奶可能就不腹泻了。这是为什么呢？是对牛奶过敏吗？其实这不是食物过敏，而是牛奶中的一些成分不耐受的表现。

理论上，食物在进入消化道后，应被消化至氨基酸、甘油和单糖等"分子"水平，这样才能完全转化成能量为人体提供所需。但许多食物，由于人体缺乏相应的酶而无法被完全消化，这些无法完全消化的"食物糜"以多肽或其他"大分子"形式进入肠道，此时这些大分子被机体认为是"外来物质"，并当作废物加速排出，从而出现腹泻。如果不能及时改变饮食结构，不耐受的食物会继续形成复合物，加重原有的症状并持续下去。

有人对 14 种食物进行特异性 IgG 抗体检测，其中最常见的不易耐受食物为牛奶、鸡蛋和大豆，分别占研究对象的 51.7%、45.9% 和 28.7%；其次为螃蟹、鳕鱼、虾、鸡肉、猪肉、大米、蘑菇、牛肉、小麦、玉米、西红柿。另有研究发现，动物蛋白质具有酸性等电点糖蛋白的抗原特异性，通常能经受住食物的加工和烹调，同时能抵抗肠道的消化作用，因而容易成为高致敏的食物。

在我国，易引起不耐
受的常见食物主要包括牛
奶、鸡蛋、大豆、坚果和
海鲜类等。但值得一提的
是，食物 IgG 抗体检测阳
性并一定就等于食物不耐
受，具体情况建议咨询专
业医生。

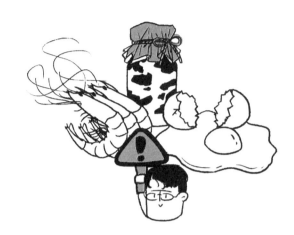

对食物不耐受的结肠炎患者该怎么办

早期食物不耐受的危害较小或没有明显的表现，因而人们往往会
忽视，直到出现了严重症状，才被发现。食物不耐受的严重程度受食
用频率和数量的影响，大多数不耐受的食物可以通过记录食物日记和
饮食排除法发现，并确定哪些食物会引起症状，这是一个积累的过程。
我曾遇到一位结肠炎患者，目前处于缓解期，她的表现是"在单位食
堂吃饭怎么都不行，但有时在
饭店吃饭却没问题，目前的解
决方法是每天坚持带饭。于是
我建议她每天记录自己的饮食，
慢慢总结出一些应该引起注意
的食物。

结肠炎患者应避免食用高
致敏的食物，或采用轮替的方

法规划饮食习惯以达到膳食均衡。建议患者加食一种食物后，先观察两三天后再添加新的食物，不能一说"好了"就马上胡吃海塞，导致结肠炎症状加重后，不利于有效判断是食物不耐受还是要循序渐进。

哪些属于不良饮食习惯

俗话说"人吃五谷，哪有不得病的"。胃肠作为人体的重要器官，肩负的重担是有目共睹的，有些疾病确实是吃出来的，因为许多不良的饮食习惯会扰乱胃肠的正常生理功能，严重危害肠胃健康。常见的不良饮食习惯有以下几种。

① **暴饮暴食** 不仅使胃肠的消化能力难以承受，造成消化不良，有时还可导致急性胃扩张、胃穿孔等严重疾病。

② **吃过热的食物** 可致胃和食道黏膜充血、水肿，上皮细胞坏死，引起食道炎和胃炎。长期过热饮食不仅可导致慢性胃炎，还可因上皮细胞变异而导致食道癌或胃癌。

③ **饮食过快** 狼吞虎咽、囫囵吞枣容易造成食物咀嚼不充分、胃黏液分泌不足，进而食物难以充分消化，久而久之可能会导致胃病。

④ **吃得过饱** 若饮食量过大，超过了胃的正常容纳量，会使胃内压力增高、胃黏膜受压，导致血液循环障碍、黏膜缺氧、组织损伤，从而引发胃炎。

⑤ **贪冷食** 有些人贪凉，尤其是夏天喜欢喝冷饮、冰啤酒。快速摄入冰水等冷物，可导致胃黏膜毛细血管强烈收缩，使胃黏膜组织缺氧，损伤上皮细胞甚至坏死，进而毛细血管充血可引发胃黏膜炎症。反复长期的寒冷食物刺激常会导致慢性胃炎；短时间内进食过冷的饮

食物常可导致胃炎发生。

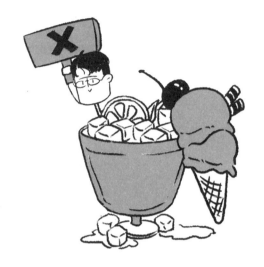

6 偏食　不仅容易导致营养不良，还可能引起胃肠病。如偏食腌制蔬菜、腌鱼、腌肉者以及喜食熏制、油炸食物者易患胃癌；偏食高脂肪类食物者易患结肠癌。

慢性结肠炎患者应怎样选择水果、蔬菜

临床上经常有患者说："医生，我都不敢直接生吃水果，必须蒸熟了，热着吃。哪怕稍微凉一点，马上就腹泻。"可见，对于胃肠病患者来说，饮食选择是十分重要的问题，生怕因选错了食物而加重病情。中医学认为，天人相应，饮食也应顺应四时变化、阴阳和合。那么，慢性结肠炎患者应如何选择水果、蔬菜等食物呢？

◆ 水果类 ◆

1 苹果　性平，味甘、微酸，归脾、肺经，具有生津止渴、清热除烦、润肺开胃、益脾止泻等功效，可用于消化不良、气壅不通、轻度腹泻、便秘等。苹果中富含粗纤维，可促进胃肠蠕动，帮助人体顺利排出废物，减少有害物质对皮肤的损害，适合大部分人群食用。

2 梨　性凉，有"生者清六腑之热，熟者滋五脏之阴"之说，具

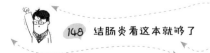

有生津润燥、清热化痰等功效，适用于热病伤津烦渴、消渴、热咳、痰热惊狂、噎膈、消化不良等。

❸ **柑橘** 性平，味甘、酸，性温，具有顺气、止咳、健胃、化痰等功效。最主要的功能是可以调和胃肠、刺激胃肠蠕动、帮助排气。

❹ **香蕉** 性寒，味甘，具有清热解毒、润肠通便、润肺止咳、降低血压和滋补作用等功效。虚寒体质者不宜大量食用。并且，香蕉具通便作用，但只有熟透的香蕉才可通便，没有熟透的香蕉可能会起相反作用（因为没有熟透的香蕉含有大量鞣酸，鞣酸具有非常强的收敛作用，会使粪便干结，还会抑制胃肠液的分泌和胃肠道蠕动）。香蕉中含有一种可溶性膳食纤维果胶，其具有吸水膨胀的特性，可以使粪便体积增大，促进肠蠕动。另外，香蕉中含糖分较高，能够促进胃肠道胃液、肠液分泌，使粪便含水量增多，从而软化大便，促进粪便排出体外。

❺ **葡萄** 性平，味甘、酸，入肺、肾经，具有开胃健脾、补气血、益肝肾、生津液、强筋骨、止咳除烦、补益气血等功效。在炎炎夏日食欲不佳者，时常食用葡萄有助于开胃。葡萄和葡萄酒皆属于弱碱性食物，这与人体在生命长期进化过程中形成的较为稳定的微碱性内环境相呼应，因而受到人们的喜爱。但是，有的人吃完葡萄后不可立即喝水或牛奶。这是因为胃还来不及消化吸收，水就将胃酸冲淡了，葡萄与水、胃酸急剧氧化、发酵，加速了肠道蠕动，容易产生腹泻；而牛奶会与葡萄中的维

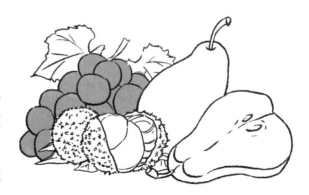

生素 C 发生反应，对胃产生伤害。

❻ 荔枝 味甘、微酸，性温，入肝经、脾经。对于病后体虚、津伤口渴、脾虚泄泻、呃逆、食欲不振、消化不良者，适当食用荔枝有很好的养血健脾作用。荔枝属于热性水果，阴虚火旺、热气旺盛者最好不要吃太多，否则容易出现牙龈肿痛甚至出血、口干舌燥等症状。荔枝的果肉具有补脾益肝、理气补血、温中止痛、补心安神的功效；核具有理气、散结、止痛的功效；荔枝壳具有止呃逆、止腹泻的功效。

❼ 菠萝 性平，味甘，具有健胃消食、补脾止泻、清胃解渴等功效，特别适合身热烦躁、肾炎、高血压、支气管炎、消化不良者食用。溃疡病、肾脏病、凝血功能障碍患者应禁食菠萝，发热及湿疹、疥疮患者也不宜多吃。

❽ 猕猴桃 味甘、酸，性凉，具有清热止渴、和胃降逆、利尿通淋、调中理气、生津润燥、解热除烦等功效。猕猴桃可生食，也可去皮与蜂蜜煎汤服，可用于消化不良、食欲不振、呕吐、烧烫伤。胃肠虚寒者不宜食用。

❾ 大枣 味甘，性温，归脾、胃、心经，具有补中益气、养血安神的功效，可用于脾虚食少、乏力、便溏、妇人脏躁。用于脾胃气虚导致的体倦乏力、食少便溏时，可作为调补脾胃的辅助药，每日吃大枣 7 枚，或与党参、白术共用，补中益气、健胃肠，以达到增加食欲、止泻的目的。大枣和生姜、半夏同用，可治疗饮食不慎引起的胃炎（胃胀、呕吐）。需要注意的是，红枣虽好，但吃多了会胀气，因此应注意控制食用量。湿热重、舌苔黄者不宜食用。

◆ **蔬菜类** ◆

❶ 白菜　是生活中较常见的蔬菜，有大白菜和小白菜之分。味甘，性平或微寒，归肠、胃经，具有解热除烦、通利胃肠、养胃生津、除烦解渴、利尿通便、清热解毒等功效，可用于肺热咳嗽、便秘、丹毒等。大白菜虽可养胃，但由于其性偏寒凉，所以胃寒腹痛、大便溏泻及寒痢者不可多食，与肉类搭配食用可以起到一定的中和作用，对于脾胃较虚寒者，可通过大白菜配肉食而改善这些症状。在烹饪大白菜时，加醋可以使其蛋白质凝固，避免外溢，从而有效保证大白菜的维生素、矿物质和蛋白质等营养成分。白菜含有丰富的粗纤维，不仅可以润肠、促进排毒，而且能刺激胃肠蠕动，促进大便排泄，帮助消化，对预防肠癌有良好的作用。

❷ 芹菜　味辛、甘，性凉，具有清热平肝、利小便、止血、健胃等功效，可用于肝经有热、肝阳上亢、烦热不安、眩晕、热淋、小便不利或尿血，以及高血压、乳糜尿等。胃肠虚寒者应少吃芹菜。炎症性肠病（如溃疡性结肠炎、克罗恩病）患者急性期食用时一定要严格控制摄入量，因为芹菜中的膳食纤维有可能会对溃疡面产生一定的不良刺激。

❸ 土豆　味甘，性平、微凉，入脾、胃、大肠经，具有和胃调中、健脾利湿、解毒消炎、宽肠通便、降糖降脂、活血消肿、益气强身、美容、抗衰老等功效。土豆含有大量淀粉、蛋白质、B族维生素、维生素C等，能促进胃肠的消化功能；还含有大量膳食纤维，能宽肠通便，帮助机体及时排泄代谢毒素，防止便秘，预防肠道疾病的发生。

❹ 山药　味甘，性平，归脾、肺、肾经。山药作用缓和，不寒不燥，补气而不滞，养阴而不腻，平补三焦，尤以补脾胃最为显著，可用于脾胃虚弱、体倦、食少或泄泻；生津益肺，可用于肺虚喘咳、虚

劳咳嗽、消渴或烦热口渴；补肾涩精，可用于肾虚遗精、小便多、带下症等，每日用量 15~30g，煎服。山药养阴宜生用，健脾宜麸炒。另外，山药为药食两用之品，可以蒸食、煮粥、炒菜，也可以与土鸡或排骨煨汤。注意湿盛中满或有积滞者慎用山药，实热邪实者忌用山药，山药外用容易导致皮肤过敏。

❺ 鸡蛋 味甘，性平，营养丰富，具有滋补五脏、益肾填精、益气补血、补阴益血、除烦安神、补脾和胃等功效。鸡蛋中蛋白质含量非常丰富，含有人体必需氨基酸，是维持人体生命活动的重要物质；卵磷脂成分可以益肾填精、抗衰老、增强记忆力、促进脑神经发育；叶酸、B 族维生素等可以防治贫血。痰饮、积滞及宿食内停者慎食。

❻ 生姜 味辛，性微温，归肺、脾、胃经，属芳香性辛辣健胃药，具有温暖、兴奋、发汗、止呕、解毒等功效，特别对鱼蟹毒，半夏、天南星等药物中毒有解毒作用，适用于外感风寒、头痛、痰饮、咳嗽、胃寒呕吐。在遭受冰雪、水湿、寒冷侵袭后，宜急以姜汤饮之。

❼ 菠菜 味甘、辛，性凉，无毒，入肠、胃经，具有养血止血、敛阴润燥、助消化等作用，可用于高血压、头痛、目眩、风火赤眼、糖尿病、便秘等。菠菜中含有丰富的维生素 C、胡萝卜素、蛋白质，以及铁、钙、磷等矿物质。胃肠虚寒腹泻者少食，肾炎和肾结石患者不宜食用。

❽ 蜂蜜 味甘，性平，具有补中缓急、润肺止咳、润肠燥、解毒等功效，对结肠炎、习惯性便秘有良好功效，并且无明显不良反应。蜂蜜根据来源略有区别，如槐花蜜偏凉，枣花蜜偏温，可以根据个人体质选择。胃、十二指肠溃疡患者常服蜂蜜也有辅助作用。

❾ 南瓜 含果胶，可以保护胃肠道黏膜免受粗糙食物的刺激，促进溃疡愈合，适用于胃病患者。南瓜中所含的成分还能促进胆汁分泌，加强胃肠蠕动，帮助食物消化。

⑩ **香菇**　味甘、平，性凉，入肝、胃经，具有补肝肾、健胃肠、益气血、益智安神、美容养颜等功效。另外，香菇还可化痰理气、益胃和中、解毒、抗肿瘤。

⑪ **豇豆**　味甘、咸，性平，归脾、胃、肾经，具有健脾补肾作用，可用于胃肠虚弱、泻痢、吐逆、消渴、遗精、白带、白浊、小便频数等。脾胃虚弱、泄泻、痢疾和吐逆患者，适当食用豇豆可明显缓解症状。

⑫ **大豆**　富含营养，其中蛋白质含量比猪肉高两倍，是鸡蛋含量的 2.5 倍。其蛋白质不仅含量高，而且质量好，大豆蛋白质的氨基酸组成和动物蛋白质相似，比较接近人体需要的比例，因而容易被消化吸收。大豆具有健脾益气、宽中、润燥、消水等功效，可用于脾气虚弱、消化不良、疳积、泻痢、腹胀、羸瘦、妊娠中毒、疮痈肿毒等。另外，大豆中含有可溶性膳食纤维，既可通便，又能降低胆固醇水平。

然而，有些人吃大豆会引起腹胀，这可能是由于其含有低聚糖，而分解豆类需要的酶只能在腹部的细菌中找到，如果缺乏 α-半乳糖苷酶，且既往很少吃豆制品，导致没有足够的消化酶来消化豆类，则使肠道细菌分解产生气体，从而引起腹胀。为了避免吃豆类腹胀，可以对豆类食物预先进行浸泡，一般提前浸泡 1 小时以上就可以有效减少大豆低聚糖的含量，也可以在日常膳食中逐渐增加豆类，这样有助于产生酶以分解豆类。

⑬ **西红柿**　性偏寒凉，胃寒者应少食，尤其不要吃生冷的西红柿，以免引起胃肠道不适。脾胃较弱、消化不良、食欲不振者适当吃西红柿，可以补充有机酸，促进消化液分泌，进而起到很好的健胃消食作用。西红柿中含有丰富的番茄红素，能够保护男性前列腺，降低前列腺增生、前列腺癌的发生率。

14 **西兰花** 味甘，性平，无毒，归脾、肾、胃经，具有补肾填精、健脑壮骨、补脾和胃等功效，可用于癌症、久病体虚、肢体痿软、耳鸣健忘、脾胃虚弱、降压降脂等。西兰花富含纤维素和营养

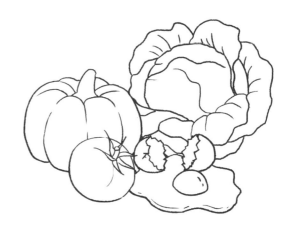

素，对人体健康十分有利，但其会在肠道中产生气体，故建议熟食。注意西兰花不能过度烹饪，以免造成营养流失。

◆ 其他食物 ◆

1 **糯米** 含有蛋白质、脂肪、糖类、钙、磷、铁、维生素 B_1、维生素 B_2、烟酸及淀粉等，营养丰富，具有补中益气、健脾养胃、止虚汗等功效，对食欲不佳、腹胀、腹泻有一定缓解作用。

2 **牛奶** 主要成分为水、脂肪、磷脂、蛋白质、乳糖、无机盐等。味甘，性平，具有补气血、益肺胃、生津润肠等功效，可用于久病体虚、气血不足、营养不良、噎膈反胃、胃及十二指肠溃疡、消渴、便秘。

3 **生薏米** 即薏苡仁，味甘，性微寒，无毒，具有利水渗湿、健脾止泻、除痹、排脓、解毒散结等功效，可用于水肿、脚气、小便不利、脾虚泄泻、湿痹拘挛、肺痈、肠痈、赘疣、癌肿。薏米中含有大量 B 族维生素和维生素 E。日常生活中，可以煮薏米水或薏米粥食用，煲汤时也可以加薏米、山药、赤小豆、白果等进行搭配，坚持食用可以清热降火、淡渗利湿，帮助去除体内湿气、消除身体肿胀。

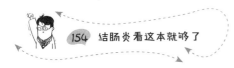

④ **肉类** 从营养学来说，肉类是人体所需蛋白质的主要来源，含有人体所需的必需氨基酸，而且比例最适合人体，同时也是优良的铁和维生素 B_{12} 的主要来源。肉类营养成分的分布因动物种类、年龄、部位以及肥瘦程度有很大差异。

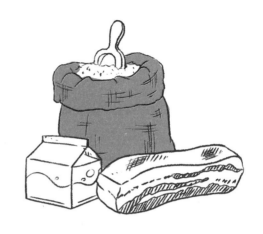

判断肉类的寒热属性有一个很简单的方法，即根据《黄帝内经》中的"阴静阳燥"之说进行判断。如羊肉甘、温、无毒，含丰富的蛋白质、脂肪、磷、铁、钙和烟酸等成分，其中钙、铁、维生素 D 的含量较猪肉和牛肉更多，具有补虚劳、祛寒冷、温补气血、补形衰、益精血的作用。但是，由于羊肉的温补特性，所以发热、牙痛、口舌生疮、咳吐黄痰等"上火"症状者，以及急性肠炎、肝病、感染性疾病、高血压、发热患者不宜食用。另外，猪肉性寒，相比之下，牛肉介于羊肉和猪肉之间。总之，肉类虽营养丰富，但应选择适合自己的种类并适量食用。

结肠炎患者忌食什么食物

① **忌食牛奶及海鲜** 腹泻患者食用乳制品（如牛奶、炼乳）、海鲜产品（如虾、蟹、海鱼等），容易导致腹泻加重。

② **忌蜂蜜、红薯** 蜂蜜、红薯及其制品有润肠通便作用，结肠炎患者不宜食用。

③ 忌寒性食物　结肠炎患者多为脾胃素虚、肾阳衰弱，如果多吃寒性食物，如梨、西瓜、橘、柑、香蕉、西红柿、蚌肉、海参、百合汤等，会进一步损伤脾肾阳气，使脾胃运化无力，寒湿内停，同时这些食物本身性质滑利，会加重腹泻、腹痛。

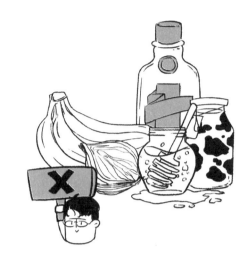

④ 忌冷饮　在正常情况下，胃内温度在 37.5~38.5℃之间，如果迅速食入冷物，可导致胃黏膜毛细血管强烈收缩，使胃黏膜组织缺氧，损伤上皮细胞甚至坏死。反复长期的寒冷食物刺激可致慢性胃炎。因此，结肠炎患者尤其要避免食用冷饮和刚从冰箱里拿出来的食物。

⑤ 忌刺激性食物　辛辣刺激性食物（如辣椒、韭菜、洋葱、芥末、酒等）易刺激结肠壁，使肠壁水肿、充血、平滑肌痉挛，引起疾病复发，因此结肠炎患者应忌食。另外，结肠炎患者应禁食刺激性的姜、蒜及大料等调味品，以及啤酒、白酒、鸡尾酒等饮品，以防对肠黏膜的刺激。

⑥ 忌烟酒　吸烟可增加溃疡和胃癌的发病率。饮酒过度可损伤胃肠黏膜，严重者可导致消化道出血、穿孔等。

结肠炎患者的食疗方有哪些

《黄帝内经》中就有"饮食有节"的说法，意思是说避免过饥或过

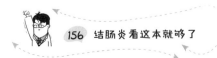

饱，做到饮食有规律、有节制，尽量定时定量，再依据具体情况调整。因为这样容易形成进食相关的条件反射，有利于消化腺分泌和消化吸收，从而预防消化系统疾病。结肠炎患者急性发作时应以无渣、半流质、少食多餐为原则；病情较重时应禁食，给予静脉补充营养，使肠道休息；缓解期为保证营养平衡，饮食上以清淡、易消化的食物为主。

◆ 不同证型患者的饮食调理 ◆

气滞浊阻证患者的饮食调理

【主症】腹痛，腹泻，腹胀，纳呆，口干苦，喜叹息，腹痛即泻，泻后痛缓，矢气频作，舌苔薄白，脉细弦。

【治则】补脾运中。

【组成】薤白 15g，葱白 2 根，粳米 50~100g。

【功效】宽胸止痛，行气止泻，止痢。

【制法】薤白、葱白洗净、切碎，连同粳米一同煮为稀粥。

浊毒伤阳证患者的饮食调理

【主症】腹泻肠鸣或五更泄泻，完谷不化及黏液便，腹冷喜热，神倦、纳呆，舌淡苔白，脉沉细。

【治则】温补脾肾，固肠止泻。

【组成】新鲜韭菜 30~60g，粳米 100g，细盐少许。

【功效】补肾壮阳，健脾暖胃。

【制法】新鲜韭菜洗净、切细，先煮粳米为粥，待粥沸后加入韭菜、精盐同煮成稀粥。

浊毒内蕴证患者的饮食调理

【主症】发热身重，口渴欲饮，腹痛泄泻，下痢赤白或里急后重，小便短赤，舌红苔黄腻，脉滑数。

【治则】清热利湿。

【组成】新鲜车前草叶 30~60g，葱白 1 根，粳米 50~100g。

【功效】清热利湿止泻。

【制法】车前草叶洗净、切碎，同葱白煮汁后去渣，再放入粳米煮粥。

◆ 常用药膳 ◆

苓山葛薏粥

【用料】茯苓 30g，山药 30g，葛根 30g，薏苡仁 50g，粳米 100g。

【制法】茯苓、山药、葛根以 80℃高温干燥后共研细末，粳米以清水淘净，薏苡仁以清水淘净并浸泡 8 小时。将薏苡仁、粳米同入锅中，加适量水，文火煮至熟烂成粥。再加入茯苓、山药、葛根粉，搅拌并继续煮成糊状。每日 1 剂，早、晚各 1 次，空腹食用，或以粥代餐早、晚食用。食用时可根据个人口味喜好酌加盐或糖等调料。

【功效】健脾升阳，益气补虚，以扶助正气；辅之淡渗通利、除湿逐邪，以绝邪滞之机；更兼防癌功效。本品全由食物类和药食同源类原料组成，甘平、无毒，制作简单，味美可口，食用方便，适合长期食用。

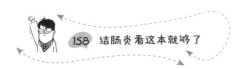

健脾愈肠粥

【用料】粳米 350g，山药、薏苡仁各 50g，莲子 25g，红枣 30g。

【制法】先将山药、薏苡仁、莲子洗净下入锅内，加清水 1500ml 煮熟，再将粳米、红枣入锅，煮至米粥即可。每日早、晚餐后 30 分钟食用本品 50g，连续食用 6 周。

【功效】山药味甘、性平，不寒不燥，入十二经，为平补脾胃之品，兼可补肺益肾；薏苡仁入脾胃，可利湿止泻；莲子味甘涩、性平，能健脾厚肠胃，并有固涩作用；粳米、红枣补脾益胃，能缓和药性解毒。全方性味和缓、平淡，具有补脾、养胃、益肾的作用。

◆ 慢性结肠炎患者的食物选择 ◆

谷类食物

❶ 粳米 味甘、性平，有健脾胃、止渴、止泻之功，可用于消化不良、脾虚泄泻等病症。

❷ 糯米 味甘、性温，有暖脾胃、益气、助运之功，可用于脾虚泄泻、气虚自汗、血虚头晕等病症。

❸ 粟米 味甘、性微寒，有滋养肾气、健脾胃之功，可用于胃虚失眠、虚热等病症。

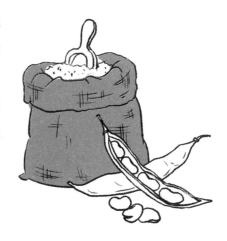

❹ 谷芽 味甘、性平，有和胃消食之功，可用于消化不良、伤食

腹胀等病症。

⑤ 麦芽　味甘、性平，有和胃消食之功，可用于消化不良、伤食腹胀等病症。

豆类食物

① 蚕豆花　味甘、性平，有凉血止血、清热降压之功，可用于便血等病症。

② 扁豆　味甘、性平，有健脾和胃、除湿止泻之功，可用于脾胃虚热等病症。

③ 豇豆　味甘、性平，有健脾益肾之功，可用于食积、腹胀等病症。

④ 赤豆　味甘、性平，有健脾、利水、消肿之功，可用于肝炎等病症。

蔬菜类食物

① 苋菜　味甘、性凉，有清热解毒、止泻之功，可用于痢疾、肠炎等病症。

② 荠菜　味甘、性凉，有健脾利水、清热止血之功，可用于痢疾、肠炎、便血、尿血等病症。

③ 卷心菜　味甘、性平，有养胃止痛之功，可用于胃及十二指肠溃疡等症症。

④ 大蒜　味甘、性辛，有杀菌解毒、和胃止泻、散寒解表之功，可用于胃肠炎、痢疾等病症。

⑤ 香菇　味甘、性平，有益气补元之功，可用于气虚头晕等病症。

⑥ 黑木耳　味甘、性淡平，有滋阴凉血之功，可用于痔疮等病症。

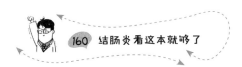

肉类食物

由于过量摄入蛋白质，尤其是动物蛋白，与炎症性肠病的发病有关，所以在摄入时应格外注意。动物蛋白中，红肉类和鱼类的高摄入量可使炎症性肠病的发病风险增加。

①　**鱼肉**　含优质蛋白。

②　**瘦肉**　含铁丰富。

③　**猪肉**　味甘咸、性平，含有蛋白质、脂肪、糖类、钙、磷、铁、维生素（B_1、B_2、C）、烟酸等成分，有滋阴润燥之功，可用于热病伤津、消渴、瘦弱、燥咳、便秘等。

④　**鸡肉**　味甘、性温，入脾、胃、肝经，有和中补脾、滋补血液、补肾益精之功。

⑤　**烟熏牡蛎**　味甘、性平，入肝、肾经，有滋阴养血、化痰软坚之功。

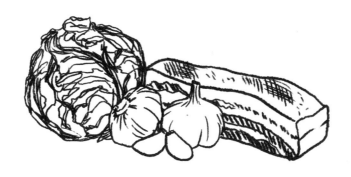

水产类食物

①　**黄鱼**　味甘、性温，有健脾益气之功，可用于头晕、失眠、贫血、胃痛等病症。

②　**带鱼**　味甘、性平，有和中养胃、补气之功，可用于血虚头晕、

食欲缺乏、胃痛等病症。

③ 鲳鱼 味甘、性平，有益气养血之功，可用于血虚头晕、心悸、失眠、神疲乏力等病症。

④ 黄鳝 味甘、性温，有补气益血、强筋健骨之功，可用于贫血、营养不良等病症。

⑤ 淡菜 味咸、性寒，有补肝益肾、养血填精之功，可用于虚劳羸瘦、眩晕等病症。

水果类食物

① 苹果 味酸甘、性平，有补中益气、生津止泻之功，可用于脾虚泄泻、消化不良、高血压等病症。

② 柿子 味甘涩、性寒，有润肠止血、降压之功，可用于便血等病症。

③ 石榴 味酸、性温，有止血润肠、清热生津之功，可用于腹泻便血、发热、口渴等病症。

④ 黑枣 味甘、性温，有益气补血、益肾健脾之功，可用于贫血、头晕、耳鸣等病症。

⑤ 莲子 味甘涩、性平，有养血益肾、健脾止泻之功，可用于腹泻、心悸等病症。

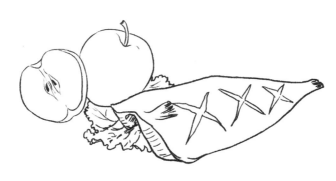

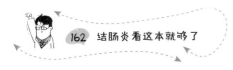

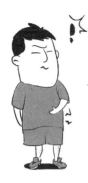

结肠炎的预防和调护

改善不良生活习惯
对溃疡性结肠炎患者至关重要

不良饮食习惯是溃疡性结肠炎的主要发病诱因。溃疡性结肠炎患者应忌饮酒类及碳酸饮料，避免进食凉拌、寒凉属性（如梨、西瓜等）、刺激性（如辣椒、葱、蒜等）、粗纤维（如芹菜、糠麸等）食物，以及海鲜、牛奶等易引起肠道过敏或不耐受的食物；一般宜进食适量新鲜的低纤维、低脂肪、高维生素、高蛋白食物，进食时尽可能细嚼慢咽，也可吃一些补中健脾利湿之品，如大枣、薏苡仁、莲子、木香粥、砂仁粥、百合粥、白及燕窝汤等，有较好的预防作用。

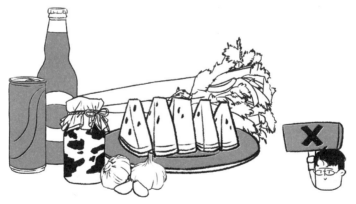

溃疡性结肠炎常反复发作，临床上可以看到久病患者常伴有不同程度的神经精神症状，如焦虑、忧郁、睡眠质量差等，这些都是溃疡

性结肠炎潜在的复发因素。因此，建议溃疡性结肠炎患者可以通过看电视或阅读杂志等，帮助分散注意力、解除思想顾虑；或进行心理疏导，以减轻压力；症状较重者，可以配合柴胡、合欢皮、茯神、白合或甘麦大枣汤等方药解郁安神，或服用氟哌噻吨美利曲辛片、盐酸氟西汀胶囊、地西泮、艾司唑仑等抗抑郁药、镇静剂。

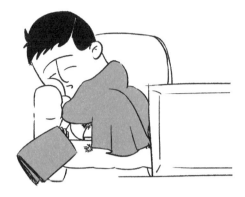

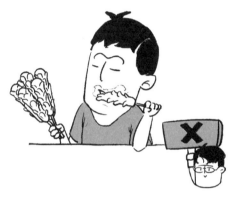

同时，肠道感染与食物中毒导致的急性胃肠炎也是溃疡性结肠炎复发的重要原因。因此，缓解期患者应保持环境清洁，注意个人卫生，避免进食不洁食物，防止肠道感染及食物中毒。

此外，避免过度劳累导致身体虚弱、进行适当的运动锻炼有助于强身健体、愉悦心神、增强体质，对预防溃疡性结肠炎有很好的作用。

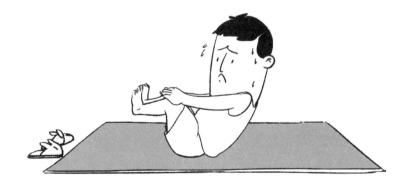

适量运动对胃肠道有益处

1997 年，世界卫生组织发表报告指出，不健康的生活方式——"沙发土豆"文化正在威胁着人类健康。静态生活时间增加、运动不足是目前胃肠病、脾胃病发生的主要原因之一。

什么是"沙发土豆"文化？顾名思义，就是坐在沙发上，少有运动或运动不足，吃着油炸薯条、喝着可乐，一门心思地上网、看电视、玩电脑的不健康生活方式。目前，越来越多的人已经成为"沙发土豆族"。2016 年，国家卫生健康委员会发布的《中国居民膳食指南》中强调，要"吃动平衡，健康体重"。

运动对消化系统而言，作用十分显著。有大量研究认为，运动可加强胃肠蠕动、消化液分泌和脂肪代谢，促进身体的消化、吸收与排泄，长期运动能使固定肝、胃、脾、肠等内脏器官的韧带得到加强。为防治胃肠病、保养脾胃，建议人们重视体育锻炼，养成经常适度运动的良好习惯。胃肠病患者的运动方式，应以自己喜欢的有氧运动为

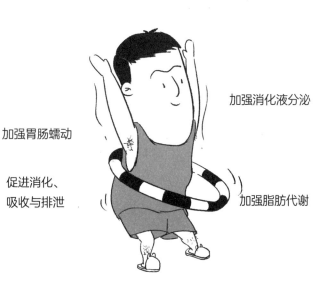

加强消化液分泌

加强胃肠蠕动

促进消化、
吸收与排泄

加强脂肪代谢

主，如传统健身运动、医疗体操、散步、慢跑等。

运动对于防治胃肠动力不足导致的便秘、消化不良、慢性胃炎及胃肠下垂、脂肪肝等疾病有重要意义，甚至是其治疗的首选方法。

需要注意的是，急性胃肠炎、腹部疼痛患者不宜参加运动，应待病情好转或康复后再进行适当运功。

结肠炎患者要时刻牢记的"六不宜"

❶ 不宜吃生冷、油腻、辛辣刺激性食物及吸烟、饮酒　生冷食物指生冷瓜果、冷饮、凉馍、冷菜、冷饭；油腻食物指肥肉、油炸煎炙的食物；辛辣刺激性食物如辣椒、生葱、生姜、生蒜、韭菜、洋葱等。进食这些食物及吸烟、饮酒可刺激结肠壁，使肠壁水肿、充血、平滑肌痉挛，引起结肠炎复发或加重。

❷ 不宜吃过敏性食物　由于人的体质不同，对食物的过敏性也不同。牛奶、鸡蛋、蜂蛹、土蚕、未成熟番茄、花生、菠萝、蚂蚱、蟹类、蚕豆、蛇肉及一些昆虫等都具有致敏作用。有的人吃了这些食物易引起过敏，而有的人食入后不会过敏，这是因为每个人的体质不同。

❸ 不宜吃得过饱、暴饮暴食　易使肠胃功能紊乱，从而导致结肠炎复发或加重。

❹ 腹部不宜受凉　即使是夏天天气再热，也要注意腹部保暖，不要让腹部着凉，否则胃肠遇冷刺激而痉挛易引起结肠炎发作或加重。

❺ 不宜过度劳累　在过度劳累的情况下，人体免疫功能和抗病能力都会下降，容易导致结肠炎发作或加重。

❻ 不宜长期生气、郁闷、恼怒、忧思　这些不良的精神刺激可使

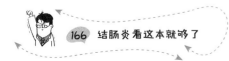

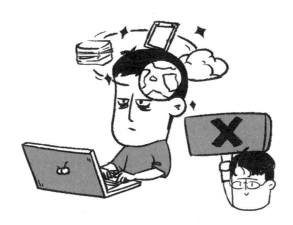

迷走神经过度兴奋，刺激肠蠕动增强，导致肠液分泌过剩、肠黏膜屏障的保护性能下降，造成肠黏膜化脓和出血，从而形成溃疡性结肠炎。

中医养生保健方法

　　疾病的治疗、康复需要一个过程，特别是慢性病，医生的干预（包括疾病的诊断、治疗）固然重要，但更重要的是患者自身的机体恢复以及维护调养。患者在自身恢复上下功夫，多结合自身条件做好配合，能显著提高临床疗效。

　　患者在自身生活方式、行为方式等方面进行有利于身体健康的调整，中医学称为"养生"。而保持缓解期及生活质量，甚至避免结肠炎复发，则属于"保健"。中医学认为，结肠炎系中医学"痛泄""泄泻""飧泄"等范畴，早在晋代即有采用中医外治法治疗本病的记载，如《针灸甲乙经》云："飧泄，补三阴交，上补阴陵泉，皆久留之，热行乃止。"2017 年，中华中医药学会脾胃病分会的一项专家共识指出，中医外治法（如针刺、灸法、推拿、穴位贴敷、穴位注射、穴位埋线等）在改善患者临床症状方面，如腹痛、腹胀、腹泻、焦虑、肠鸣等，疗效显著。

◆ 针法 ◆

结肠炎的针刺取穴多以胃经、大肠经腧穴为主，配以肝、脾二经腧穴，其中大枢、足三里、上巨虚等腧穴的出现频率较高。此外，有研究认为，本病与焦虑、抑郁等情感障碍因素关系密切，因此具有疏肝理气、宁心安神作用的腧穴（如太冲、百会、印堂等）亦占有重要地位。虽然在提高临床治愈率方面，该针方并未显示出明显的优势，这可能与本病自身病程长、易复发等特点相关，但是其对改善患者腹痛、腹胀、大便次数多等临床症状具有起效快、疗效稳定的优势。此外，该针方还能显著改善患者伴发的失眠症状，这可能与百会、印堂二穴相关，此二穴均属于督脉，又位于"精明之府"，故有通督开窍、调理神机之功，有学者认为该穴组有调神醒神之效。

腹针疗法具有选针细、进针浅、不强调针感的特点，因此与常规针法相比，腹针疗法具有痛苦小、操作简便的优势。

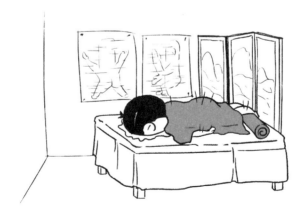

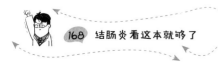

◆ 灸法 ◆

与其他外治法相比，灸法具有操作简便、易于推广的特点。经大量临床证据表明，灸法在治疗结肠炎方面具有明显的优势。

本病的灸法取穴多以局部腧穴（如神阙、天枢等）为主，神阙穴（肚脐眼）被认为是先天真气蛰伏之所，又与脾、大肠、小肠等关系密切，现代解剖学理论认为，脐周有丰富的动静脉网和神经分布，且角质层薄，有利于药物吸收，因此该灸方能够借艾火之力使药物直达患处，两者相辅相成，故而疗效显著。

另外，还可以选取腹部、腰骶部、小腿外侧的腧穴，如肾俞、脾俞、大肠俞等，施以温和灸、悬灸，对提高疗效，改善患者腹痛、腹泻等疗效显著。当然，在家进行艾灸时应注意温度、频率、疗程之间的相互作用，建议每日 1~2 次，每次 15 分钟，最好结合自身体质，在医生的指导下进行艾灸。

◆ 温针灸 ◆

温针灸是一种将针刺与艾灸相结合的传统疗法。与艾灸的温度呈弥散状传导不同，温针灸通过针灸针的介导，能够将艾灸所产生的热感迅速传导至穴位深层。

◆ 擦法 ◆

擦法是指医者以掌心或其他部位蘸取药液或药膏在穴位或体表来回做有力度的摩擦的一种治疗方法。该法操作简便、安全且疗效显著。有人采用擦法治疗结肠炎，与口服匹维溴铵的对照组相比，该法能显著提高临床疗效。擦法的具体操是以茯苓四逆汤（茯苓40g、干姜30g、附子15g、炙甘草15g、益智仁15g、菟丝子15g、胡芦巴10g，加白酒100ml，浸泡1周后取滤液）做介质，在患者脾俞、大肠俞、肝俞、肾俞、上巨虚、下巨虚、足三里处行按、揉、扪、捏等手法。

◆ 穴位埋线疗法 ◆

穴位埋线疗法是在传统针灸疗法的基础上，用在腧穴上植入羊肠线的方法替代传统针刺，从而达到长效刺激以治疗疾病的一种中医外治法。《灵枢·终始》曰："久病者，邪气入深。刺此病者，深内而久留之。"其认为治疗沉疴宿疾，针刺时应深刺并久留。慢性结肠炎具有复发率高、迁延难愈的临床特点，采用穴位埋线疗法能够弥补传统针刺疗法刺激时间短、疗效不持久、愈后易复发等缺点，并且明显改善患者腹痛、腹泻等临床症状，显著提高患者的临床治愈率。但值得注意的是，与常规疗法相比，穴位埋线疗法虽然有刺激时间长、疗效持久且愈后不易复发的优点，但作为一种植入异体蛋白的有创操作，易引起感染、过敏等不良反应，因此医生在临床应用时，应严格遵循无菌操作原则，并详细询问患者的过敏史等病史，在全面评估患者健康状态后方可施用。

◆ 保留灌肠法 ◆

保留灌肠法是指将药液灌入直肠以治疗疾病的一种中医外治法。中医学认为，腹泻的病位在肠，大肠传导失司是其发病的首因，采用

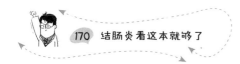

药物保留灌肠的方法，能够使药物直达病所。现代研究认为，保留灌肠法能够提高药物吸收效率，有利于肠黏膜修复。有学者研究表明，该疗法在改善患者腹痛、腹胀、腹泻等临床症状方面效果显著，这可能与其降低了患者血清中乙酰胆碱和血管活性肽的含量有关。

门诊上有位患者就诊时曾说："医生，我用美沙拉秦栓治疗，但一停用就复发，后来我用中药保留灌肠 7 天，停用后又出现了症状。"借这个案例告诉患者们，溃疡性结肠炎患者用药应规律，中药可以调节气血、脏腑，以减少疾病的复发，但是仅用药 7 天并不能治愈，仍然需要规律服药，谨遵医嘱。

◆ 穴位贴敷法 ◆

穴位贴敷法是指将药物研末敷于体表腧穴以治疗疾病的一种中医外治法。该法是在经皮给药的基础上，结合经络腧穴理论，以增加药物吸收利用效率、提高临床疗效的一种治疗方法。其中神阙穴是最为常用的经穴给药位置，这可能与神阙穴处角质薄、皮肤屏障作用弱有关，并且神阙穴通过经络系统作用内联五脏、外络肢节，在此处施以穴位贴敷，能够充分发挥药物和穴位作用。山东中医药大学高树中教授提出，穴位贴敷用药应取气味俱厚甚或力猛之药，且须配伍通经走络、开窍透骨之品，如麝香、冰片、穿山甲等。研究表明，在神阙穴进行穴位贴敷能够显著改善患者腹痛、腹胀等症状。

◆ 耳穴贴压疗法 ◆

严格来讲，耳穴贴压疗法属于针灸疗法的一种，但以生物全息理论为基础的耳穴贴压疗法与以经络腧穴理论为基础的常规针刺有明显的差别。相比常规针刺疗法，耳穴贴压疗法操作简便、不良反应少、易于临床推广。

◆ 提肛、揉腹运动 ◆

有规律地向上提收肛门，然后放松，这样一提一松就是提肛运动。站、坐、行均可进行，每次做提肛运动宜 30 次左右，持续 5~10 分钟即可。提肛运动可以促进局部血液循环，预防痔疮等肛周疾病。建议晚上睡前或早晨起床前，躺在床上提肛 56 次，或大小便后提肛 16 次，这样疗效更佳。另外，干重体力活时也要注意提肛。提肛时必须要用力，提肛之后最好马上排便。

做完 30 次提肛运动后可再做揉腹，一般建议选择在夜间入睡前或起床前进行。揉腹前应排空大小便、洗净双手，取仰卧位，双膝屈曲，全身放松。先将两手摩擦生热后，左手按在腹部，手心对着肚脐，右手叠放在左手上。然后以肚脐为中心，以顺时针方向按摩约 2 分钟，再以逆时针方向按摩 2 分钟，直到腹部发热为止。用力宜先轻后重，范围逐渐扩大，以 200 次为宜。

◆ 结肠炎的五音调护 ◆

五音是古人在漫长岁月中，对自然音响不断描摹而逐渐形成的音阶、调式、律制。五音即角、徵、宫、商、羽 5 种音阶。《灵枢·邪客》曰："天有五音，人有五脏；天有六律，人有六腑。此人之与天地相应也。"《黄帝内经》将肝、心、脾、肺、肾分别与怒、喜、思、悲、恐 5 种情志变化相对应，又将五音归属于五行，内应于五志，故与五脏相通，产生"五脏相音"学说，提出"宫动脾、商动肺、角动肝、徵动心、羽动肾"的理论，即五脏可以影响五音，五音亦可反作用于五脏。现代研究表明，五脏均具有一定的振动频率，而这些频率相应于五声音阶的频率。如借助纳米技术研究细胞声学、从动物实验研究生病时发音频率的改变，运用电脑经络探测系统仪揭示不同声波对五脏的激活作用等，研究结果均符合《黄帝内经》中的"五脏相音"理论。

宫音健脾、商音清肺、角音疏肝、徵音养心、羽音补肾。针对肝郁脾虚的溃疡性结肠炎患者给予疏肝的角音及健脾的宫音，可以起到健脾理气的作用，从而促进患者的食欲及胃肠道功能的恢复，减轻肝气郁结引起的腹痛不适。宫调乐曲风格悠扬沉静，犹如"土"般宽厚结实；角调乐曲生机勃勃，亲切爽朗，如暖流温心，具有"木"的特性。因此，多听宫调音乐可以健脾安神、助胃消化；多听角调音乐可防肝气郁结、养阳保肝。另外，徵音乐曲热烈欢快、活泼轻松，具有很强的感染力，给人以"火"一般的感觉；羽调式音乐清幽柔和、飘

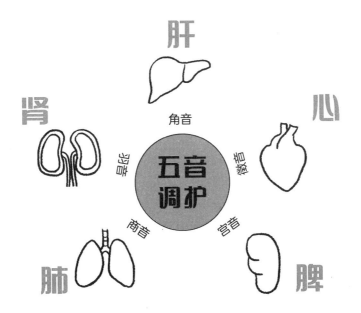

摇多变、凄切哀婉，犹如行云流水般。大肠湿热型溃疡性结肠炎患者以便血为主，多伴有阴血不足、头痛、失眠，多听徵音和羽音可以滋阴补肾、增加阳气、身心放松、促进睡眠。

西医学认为，慢性躯体性疾病常诱发焦虑、抑郁等心理异常，同时躯体疾病也可以表现为抑郁等精神症状，因此对于慢性躯体性疾病患者，应注重心理的治疗。溃疡性结肠炎患者的生活质量多由于疾病的困扰而明显下降，如病情的反复或加重和患者精神上的负面情绪，而高昂的治疗费用带来的经济问题更加大了病后工作能力大幅度下降的患者的心理压力。这些原因都可以诱发患者焦虑、抑郁情绪，进而影响免疫功能，加重病情反复。因此，合理的心理干预是治疗溃疡性结肠炎的关键。音乐心理干预作为一种新兴的心理疗法，通过音乐营造出与患者相匹配的环境，使之能够更加舒缓心情，配合心理治疗，从而增加临床效果。并且，音乐通过特殊的物理特性、不同的频率配合适当的声音，可以与患者的生理节奏产生共鸣。

结肠炎患者常用的中医养生保健穴位

足三里　在中医疗法中，足三里是个重要的保健穴位，经常按摩、刮痧、艾灸足三里，具有补中益气、调理脾胃、通经活络之功效，可以增强人体免疫功能，调理胃肠病。取穴方法：坐位，将小腿垂直悬挂，摸到膝眼的凹陷处，4个手指并拢，将食指（示指）放在膝眼处，小指对应的地方就是足三里。

天枢　属足阳明胃经经穴，具有理气止痛、活血散瘀、清利湿热

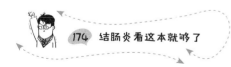

的功效，主治腹痛、腹胀、便秘、腹泻、痢疾、月经不调、痛经。取穴方法：位于腹部，横平脐中，前正中线旁开2寸。直刺1~1.5寸。

气海 为任脉的主要穴位之一，主治虚脱、形体羸瘦、乏力等气虚病证，水谷不化、绕脐疼痛、腹泻、痢疾、脘腹胀满、便秘等肠道病症，月经不调、痛经、崩漏、带下病等妇科病症，以及小便不利、遗尿、遗精、阳痿、腰痛、食欲不振、儿童发育不良等。取穴方

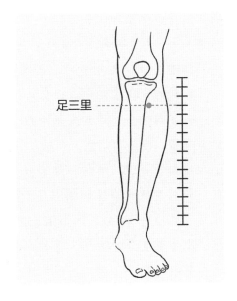

法：仰卧位，在下腹部，直线连接肚脐与耻骨上方，将其分为十等分，近肚脐在3/10的位置即为气海。

中脘 为任脉的主要穴位之一，主治胃脘痛、腹胀、呕吐、呃逆、吞酸、纳呆、水谷不化、臌胀、黄疸、肠鸣、腹泻、便秘、便血、胁下坚痛、虚劳吐血、哮喘、头痛、失眠、惊悸、怔忡。取穴方法：仰卧位，在上腹部前正中线上，胸骨下端和肚脐连接线中点即为中脘。

关元 为足三阴、任脉之会，小肠募穴，主治中风脱症、肾虚气喘、遗精、阳痿、疝气、遗尿、淋浊、尿频、尿闭、尿血、月经不调、痛经、经闭、带下病、崩漏、腹痛、泄泻、痢疾及尿路感染、功能性子宫出血、子宫脱垂、神经衰

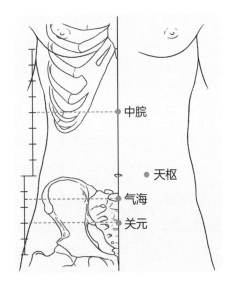

弱、晕厥、休克等，并有强壮作用。取穴方法：在下腹部前正中线上，当脐中下 3 寸。直刺 1~1.5 寸。艾炷灸 7~10 壮，或艾条灸 15~30 分钟。

脾俞 为脾之背俞穴，归属于足太阳膀胱经，为足太阳膀胱经循行于背部的背俞穴之一。背俞穴适用于治疗相应的脏腑病证及有关的组织、器官病证，故脾俞穴是治疗脾胃病的要穴。主治背痛等局部病症，以及腹胀、腹泻、痢疾、呕吐、纳呆、水肿等脾胃病症。取穴方法：俯卧位或俯伏坐位，先找到背部取穴标志即两肩胛骨下缘连线中点（横平第 7 胸椎），再向下数至第 11 胸椎，根据骨度分寸法，肩胛骨内侧缘与脊柱之间为 3 寸，两线的中点即脊柱旁开 1.5 寸处为脾俞所在。

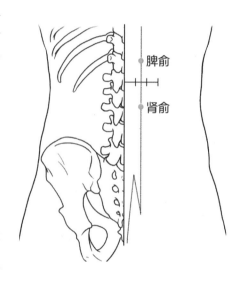

肾俞 为足太阳膀胱经的常用腧穴之一，主治腰痛、生殖泌尿系统疾病、耳鸣、耳聋。取穴方法：位于第 2 腰椎棘突下，旁开 1.5 寸，在腰背筋膜、最长肌和髂肋肌之间。直刺 0.5~1 寸。

养生贵在坚持

《黄帝内经》强调"道贵长存"，意思是说养生之道贵在身体力行、长期坚持。后世养生家也都遵从养生必须"持之以恒、长期坚持"的原则。古人认为，那些未能达到健康长寿的人，大多都是因为对养生之道"闻之者不信，信之者不为，为之者不终"造成的。也就是说，

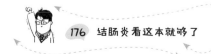

养生未取得成效，或是由于不相信科学、不相信养生；或虽然相信科学、相信养生，但信而不为；或是践行养生之道，却未能持之以恒、长期坚持引起的。很多慢性结肠炎患者都是在症状好转后，因为饮食不注意、受凉、感冒等诱因出现症状反复的。胃肠病的成因复杂，有饮食失常、精神情志、外感病邪、过劳过逸、药物不良反应等

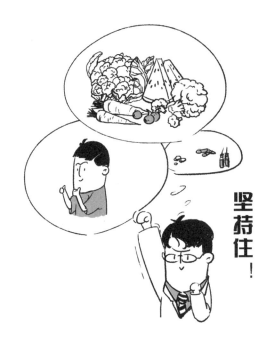

坚持住！

环境因素，以及素体因素和内生致病因素等体质因素。这些因素不仅与胃肠病的发病有关，而且与胃肠病的康复相关，稍有大意，就会前功尽弃。因此，患者要做到思想上重视，长期坚持良好的习惯，注意各方面对胃肠的影响。

① 饮食方面 应注意"七分饱"，勿暴饮暴食，既使营养结构合理，保证生理需求，又不过饥过饱，损伤脾胃功能。同时，还应少食或不食刺激脾胃的食物。

② 精神情志方面 应调摄情志，避免或减少忧愁、思虑对脾胃的影响。

③ 外感病邪方面 应避免寒邪、燥邪和湿邪等外邪对脾胃的伤害。

④ 劳逸方面 应注意劳力、劳心过度和过度安逸对胃肠的影响。

⑤ 药物方面 应慎用解热镇痛类药物、肾上腺皮质激素、抗生素，以及苦寒中药、补药等，避免或减少药物的不良反应。

结肠炎的预防要点

① **饮食要规律**　一日三餐做到定时定量，根据不同体质选择不同的食物。宜食少渣、易消化、低脂肪、高蛋白食物，如细挂面、烩面片、馄饨、嫩菜叶、鱼、虾、蛋及豆类制品等，以帮助肠道得到休息。

② **饮食要卫生**　尽量在家中就餐，少吃外卖、路边摊；食材要清洗干净后再进行烹饪；碗筷要定期消毒；在外就餐要避免交叉饮食，建议使用公筷。

③ **宜食健脾食物**　如山药、扁豆、莲心、百合、红枣等。

④ **腹部注意保暖**　即使是夏天天气再热，也要注意腹部保暖，避免腹部受凉，否则胃肠遇冷刺激会发生痉挛而引起腹痛。

⑤ **适当休息、充足睡眠、劳逸结合**　在过度劳累情况下，人体免疫功能和抗病能力会下降，容易使结肠炎发作或加重。休息对预防结肠炎有良好的作用，充分的休息可减少精神和体力负担，从而避免疾病的发生。

⑥ **保持心情愉悦，避免情绪紧张**　不良的精神刺激可使迷走神经过度兴奋，刺激肠蠕动增强，导致肠液分泌过盛、肠黏膜屏障的保护性能下降，造成肠黏膜化脓和出血，形成溃疡性结肠炎。

⑦ **加强锻炼，增强体质**

如打太极拳等，可以强腰壮肾、增强体质。但应注意运动不宜过量；运动后不能立即喝水；最好以有氧的方式进行运动，有助于提高免疫功能和抗病能力，从而预防结肠炎的发生。

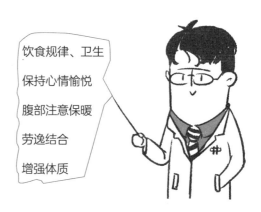

饮食规律、卫生

保持心情愉悦

腹部注意保暖

劳逸结合

增强体质

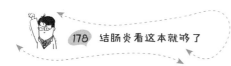

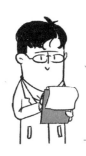

忠言逆耳利于行

　　随着现代生活方式的变化，饮食结构改变、三餐饮食不规律、情绪刺激等均可引起结肠炎，严重影响患者的生活质量。如果出现反复持续性腹痛、腹泻、排便困难、便血等症状，一定要引起重视，及时就医、科学鉴别、尽早治疗。同时，结肠炎患者应定期复查，依据分级、分期、分段治疗的原则，调整治疗方案进行治疗。对于有家族史者，可通过遗传学检查筛查高危人群，并每年进行 1~2 次肠镜检查，以排除溃疡性结肠炎、肠息肉等恶变的可能。

　　不同的结肠炎类型有不同的治疗原则和方法，其治疗方法大致可以分为药物疗法、针灸疗法、推拿疗法、埋线疗法、灌肠疗法、手术介入、自我控制和营养支持等。因此，根据患者的具体病情给予针对性、个体化的综合治疗显得尤为必要。采取中西医结合治疗方案发挥辨证施治的优势，既能改善患者的临床症状，又能提高患者的生活质量。

　　另外，患者还应积极避免诱发因素，加强心理疏导，进而提高治疗的依从性。部分类型的结肠炎患者可以快速康复，但也有部分患者迁延难愈，如溃疡性结

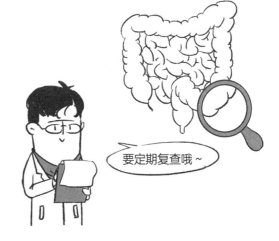

要定期复查哦~

肠炎、克罗恩病等。针对这部分终身性疾病患者，虽然无法根治，但一定不能沮丧，要学会自我管理、积极配合医生治疗，切勿自我诊治。

　　肠道是情绪器官，情绪管理对结肠炎的治疗也十分关键，虽然它不起决定性作用，但还是会影响疾病的发展。因此，减少压力、保持心情舒畅是必要的。结肠炎治疗不仅仅是医生的任务，更多的是患者的自身保健，如合理饮食、情绪稳定、心态积极、强身健体等。这无疑是患者自身最难做到的，但同时也是最有效的辅助治疗方法。